Thomas Kinkele

Heimische Räucherpflanzen

Thomas Kinkele

Heimische Räucherpflanzen

Räucherduft und Ritual
im Jahreslauf

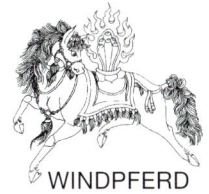

WINDPFERD

Wichtiger Hinweis

Die im Buch veröffentlichten Ratschläge wurden von Verfasser und Verlag sorgfältig erarbeitet und geprüft. Eine Garantie kann dennoch nicht übernommen werden. Ebenso ist die Haftung des Verfassers bzw. des Verlages und seiner Beauftragten für Personen-, Sach- und Vermögensschäden ausgeschlossen. Sämtliche Informationen in diesem Buch sind für Interessierte zur Weiterbildung gedacht.

3. Auflage 2016

© 2009 Windpferd Verlagsgesellschaft mbH, Oberstdorf
Alle Rechte vorbehalten
Umschlaggestaltung: Kuhn Grafik Communication Design, CH-Amden
Layout: Marx Grafik & ArtWork
Illustrationen und Fotos im Innenteil: Thomas Kinkele
Illustrationen auf Seiten 31, 54-56 und 71-177: Petra Arndt
Lektorat: Katja Wolterstorff, Silke Kleemann
Gesetzt aus der Adobe Garamond
Druck: STÜRTZ, Würzburg

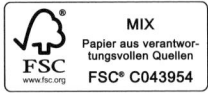

Printed in Germany
www.windpferd.de
ISBN 978-3-89385-615-2

Inhalt

© Denisa Vadala

Heimische Räucherpflanzen 69

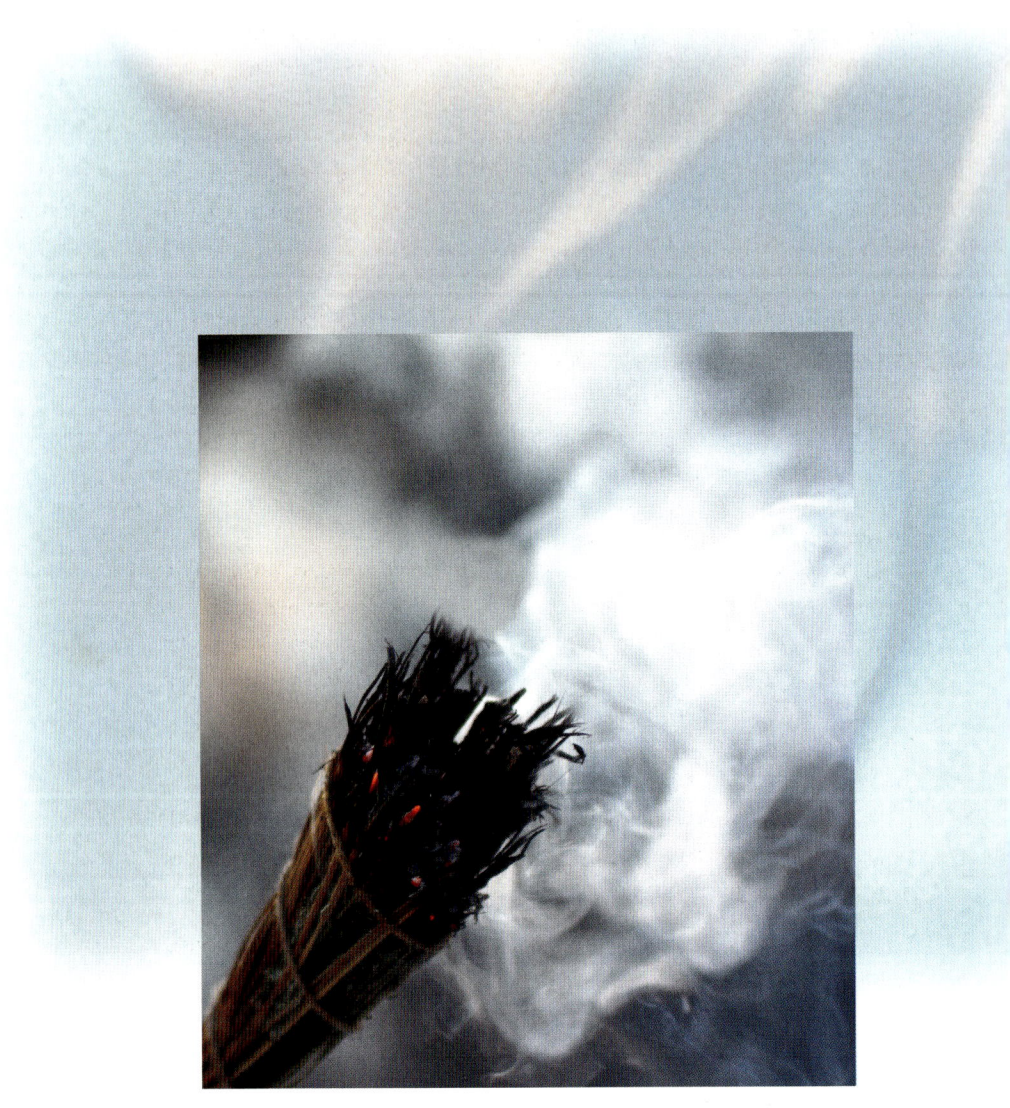

Einführung

Offenbar ist es an der Zeit, der Sprache der Natur erhöhte Aufmerksamkeit zukommen zu lassen, denn die Menschen scheinen mir zunehmend aufgeschlossen für mystische Naturerlebnisse zu sein. Es mutet bisweilen wunderbar an, wie sensibel allerorts auf das Thema reagiert wird, als seien endlich innere Schranken gefallen. Man darf bereits in „bester Gesellschaft" über die Eigenheiten der Naturwesen sprechen, ohne absonderlich zu erscheinen.

Mir kommt es vor, als würden wir gerade jetzt beginnen, dem Wesenhaften in der Natur wieder neu zu begegnen. Ich selbst erlebe das seit mehr als einem Jahrzehnt bei meinen Workshops und Ausbildungen, bei denen sich alles um diese Naturerfahrungen dreht. Dabei setze ich Pflanzendüfte als Mittler ein, um in eine innere Verbindung mit den Naturkräften zu treten. Die Erfahrung zielt darauf ab, heilende Impulse zu empfangen, das innere Gleichgewicht wiederzufinden und zu einer kreativen und lebensbejahenden Haltung zu gelangen.

Es ist unglaublich, wie viel Hilfe dafür freigiebig aus der „Anderswelt" bereitgestellt wird. Wenn man sich zum Herold der Pflanzenwesen macht, erhält man alle nur erdenkliche Unterstützung aus ihrem Seinsbereich der energetischen, der „inneren" Wirklichkeit. Wir erkennen diese Wesen daran, dass die Synchronizität der Ereignisse in unserer Wahrnehmung zunimmt und alles in einer Verbundenheit geschieht, die sich durch die Logik des Verstands nicht erfassen lässt. Man erhält Impulse für Handlungen und ungeahnte Perspektiven entfalten sich, immer begleitet von dem Gefühl innerer Führung. Alles entwickelt sich in harmonischen Bahnen – wenn man es zulassen kann.

Für denjenigen, der die Sprache der Natur versteht, wird das Leben reichhaltiger und sinnvoller!

Unseren keltisch-germanischen Vorfahren waren solchen Naturerfahrungen sehr nahe. Sie erlebten die wesenhaften Kräfte viel unmittelbarer und ehrten und respektierten ihre Gegenwart.

In dieser Weise traten die druidischen Heiler in magische Beziehungen zu den Wesen und in ihre Dimension des Seins. Eine Form von Weisheit entwickelte sich, die vom Verstandeswissen meilenweit entfernt war. Die

Pflanzenwelt war ihnen ein Mysterium und Rituale im Umgang mit diesem Wissen wurden von der Natur selbst gelehrt. Sonne und Mond traten als die Kräfte in Erscheinung, die sich eindeutig am Firmament zeigten und demzufolge als die stärksten sichtbaren Zeichen anerkannt wurden. In ihrem Lichterschein wurden die natürlichen Zyklen des Werdens und Vergehens erhellt, die man als Schöpfung eines geistig übergeordneten Regelwerks verstand: Eine mächtige, geistige Hand steuerte das Geschehen kraft ihrer elementaren Helfer. Daraus ergaben sich Zeitpunkte von besonderer Qualität, die man als **Jahresfeste** feierte, um die Energie des Moments bewusst zu erfahren und für eine gute weitere Entfaltung des eigenen Umfelds und der Lebensumstände zu bitten.

Sie sind das kultische, heidnische Erbe, das später von der christlichen Kirche assimiliert und mit deren Gottesbezügen und Feierlichkeiten verbunden wurde. Mir scheint eine Rückbesinnung auf unsere ethnischen Wurzeln sehr angezeigt. Die Naturkräfte wünschen heute, so erscheint es mir jedenfalls, einen Kontakt ohne Dogma, der einzig und allein von liebevoller Zuwendung geprägt ist. Eine solche Zuwendung in respektvollen Haltung muss nicht durch feste Verhaltensregeln untermauert sein. Voll und ganz im Vertrauen auf das übergeordnete Regelwerk entdeckt man dabei die natürliche Autorität des Großen Ganzen. Ist man ein Teil davon, dann weiß dieses „Es" in unserem Inneren, was während des Kontakts zu tun und zu lassen ist.

Mir wurde immer wieder die Erfahrung geschenkt, darauf vertrauen zu können, von den Kräften der Natur an die Hand genommen zu werden und Wunder im Sinne der Schöpfung einfach geschehen zu lassen. Ich habe mich nicht vom Kopf her entschieden, den heimischen Pflanzen diese bedeutsame Rolle zukommen zu lassen, die sie in diesem Buch erhalten. Auch den germanisch-keltischen Wurzeln wandte ich mich ursprünglich nicht bewusst zu. Schritt für Schritt wurde ich im Verlauf der Jahre hingeführt. Die Pflanzen in meinem Garten, der für mich schon an sich ein Wunder darstellt, haben mich regelrecht angesprochen, wenn sie für bestimmte Räucherzwecke eingesetzt werden wollten. Auch die Jahreszeitenrituale boten sich dar, noch bevor ich ihren historischen Kontext kannte. Wenn ich mehr wissen wollte, kam es im rechten Moment in Form eines Buches oder einer bedeutsamen Begegnung auf mich zu.

In diesem Zusammenhang finde ich das inspirierte Wissen von Wolf-Dieter Storl sehr anregend und fühle mich in meiner Räucherarbeit auch mit Marlis Bader verwandt. Die pflanzlichen Signaturstudien von Roger und Hildegard Kalbermatten sind höchst informativ. Zudem hat mich die alchimistische Perspektive von Olaf Rippe und Margret Madejsky beeindruckt und für die Weltsicht des Paracelsus und die zugehörigen Heilungsprinzipien einmal mehr sensibilisiert. Meine uneingeschränkte Anerkennung und mein herzlicher Dank gelten diesen Adepten der spirituellen, energetischen und ganzheitlichen Pflanzenheilkunde.

Bei der Auswahl der Räucherpflanzen bin ich ausschließlich von Spezies ausgegangen, die in meinem Garten gewachsen sind und mit denen ich persönliche Erfahrungen machen durfte. „Heimisch" bedeutet für mich also genau das, und erst in zweiter Linie, ob die Pflanzen ursprünglich aus unserer Region stammen. Unter der schützenden Hand eines starken Genius loci, der Schutzgottheit eines heiligen Ortes, fügen sie sich wunderbar zusammen und bieten ein gutes Beispiel für eine menschliche Gemeinschaft, die offen ist für andere und anderes. In diesem Sinne wünsche ich mir, dass die Botschaft der Pflanzen die Herzen meiner Leser erreicht.

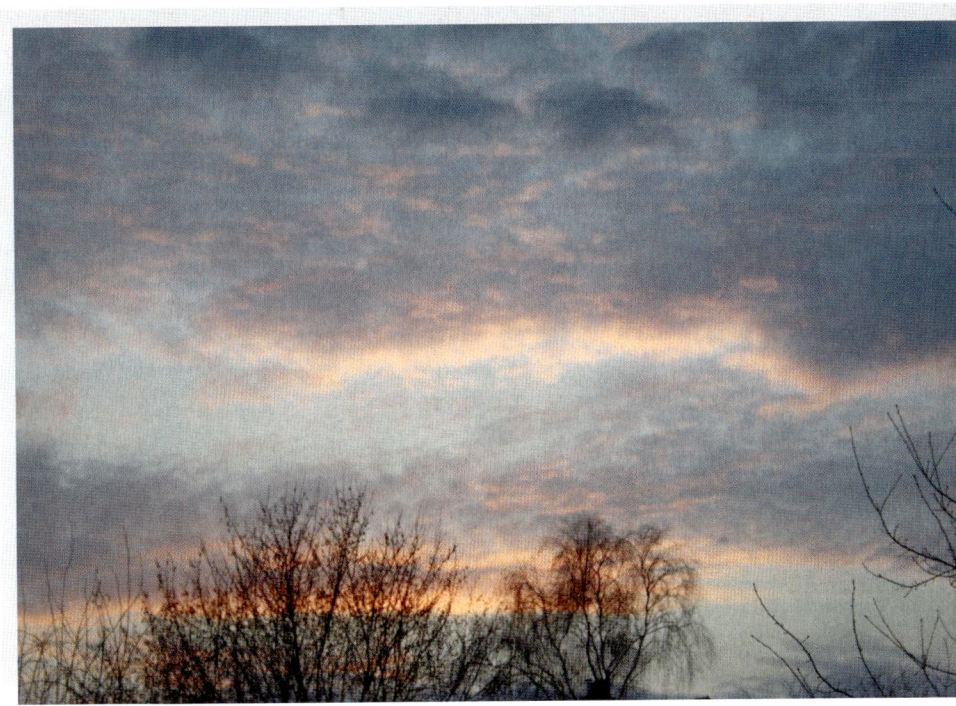

Himmelsbotschaft

Der schamanische Kreis

Mitte der 90er-Jahre wurde ich von dem indianischen Lehrer Manitonquat, auch *Medicine Story* genannt, in das Schwitzhüttenritual eingeweiht. Manitonquat bedeutet *„Der Geschichten erzählt über den Geist".* Als Meister der Erzählkunst und Bewahrer der Tradition ist er einer der wenigen noch lebenden Mitglieder des ursprünglichen Volkes der Wampanoag im nordöstlichen Waldland, der heutigen Ostküste Massachusetts. Sein traditioneller „Kreis", wenn man sein Volk so bezeichnen möchte, wurde im Zuge der Besiedlung durch Einwanderer sehr dezimiert.

Wir hatten mehrere Tage Zeit für die Vorbereitung der Schwitzhüttenzeremonie. Im Mittelpunkt dieser Initiation stand die Botschaft des Kreises. Schwitzhütten werden in Kreisform gebaut, und die Teilnehmer versammeln sich um die glühenden Steine, um sich mit Hilfe der Elemente körperlich, emotional und geistig zu reinigen und gemeinsam eine rituelle Neugeburt zu vollziehen. Medicine Story empfahl uns, das indianische Ritual Pesuponk auf unsere ganz eigene Weise umzusetzen. Nur die persönliche Verantwortung des Leiters und die respektvolle Haltung der Teilnehmer gegenüber dieser mächtigen Zeremonie seien unverzichtbare Attribute. Die Details in der Ausführung betreffend, sollten wir uns auf unsere Wurzeln besinnen und den Geist des Ortes achten.

Auch unsere keltischen Vorfahren tanzten an den Jahresfesten und dem Sonnenlauf entsprechend kreisförmige Reigen um die Feuer. Diese zeremoniellen Veranstaltungen im Rhythmus der Natur schufen eine tiefe Verbindung innerhalb der Gemeinschaft. Und Wolf-Dieter Storl schreibt dazu: „Das Feuer vermittelt die Form schaffenden, ordnenden Lichtkräfte der Sonne und des Kosmos – das griechische Wort „Kósmos" bedeutet „Ordnung". Diese elementaren Zeremonien mit dem Feuer im Zentrum führen uns in die natürliche Ordnung zurück. Somit können auch wir uns wieder am alten keltischen Jahreskreis orientieren, denn wir leben in eben dieser Region. Der keltische Jahreskreis ist sozusagen das Medizinrad des europäischen Kulturkreises.

Die wesentliche Botschaft ist in beiden Kulturen gleich: Menschen sollen sich in Kreisen zusammenfinden, um gemeinsam die heilende Kraft der Gemeinschaft hervorzubringen, sich mit weiteren Kreisen zu verbinden und letztlich zu einem einzigen großen Kreis zu verschmelzen.

Das war für mich die essenzielle Botschaft, die ich von dem indianischen Weisen Manitonquat erhielt. Jabrane M. Sebnat, ein visionärer Lehrer, dem ich viel verdanke und der ebenfalls anwesend war, fügte hinzu, dass die Zeit für pyramidale Systeme jetzt abgelaufen sei und von einer Zeit der Kreis-Systeme abgelöst würde. In der Zukunft würde es keine Hierarchien im herkömmlichen Sinne mehr geben, bei denen eine breite Masse auf ihren Schultern die darüber liegende, weniger dichte Ebene trüge, und immer so weiter bis zum Herrscher, der alleine auf der Spitze throne. – Diese Zeit sei vorüber.

Dieser Gedanke hat mich seither begleitet; und immer, wenn Menschen bei mir zusammenkommen, bilden wir Kreise und erfahren das schamanische Prinzip der heilenden Gemeinschaft. Dann stellt sich sofort eine besondere innere Haltung ein: Denn das im Kreis vollzogene Ritual hat eine große Kraft.

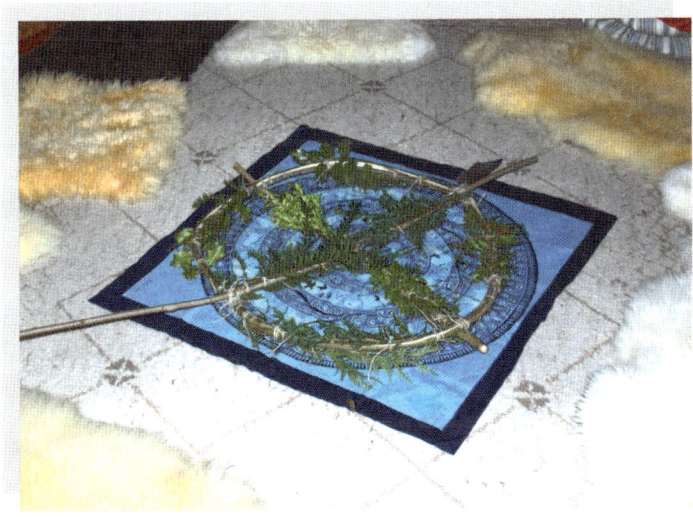

Kreisritual – Vision für das Jahr

Lebenskreise

Für die aromatologische Zuordnung fand ich den von Martin Henglein vorgestellten Archetypischen Duftkreis, der auf dem Jahreslauf basiert, sehr inspirierend. Meine Arbeit mit dem Enneagramm – ein kreisförmig angeordnetes Typogramm des Lebensprozesses – und dessen Relevanz für die Pflanzen- und Duftarbeit bauen ebenso auf dem Kreisprinzip auf. Die Pflanzen in meinem Garten und eine immer stärker werdende, bewusste Empfänglichkeit für deren Wesen ließen mich für den Gesamtausdruck der Pflanzenwelt im Jahreslauf immer sensibler werden.

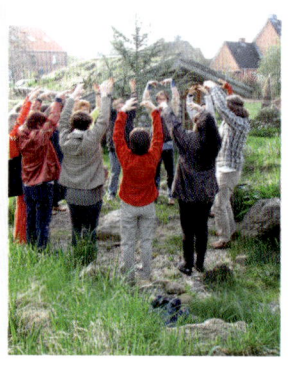

Ritual im Steinkreis

Es ist, wie Manitonquat es ausdrückte: „Alles muss zu einem großen Kreis verschmelzen", was bedeutet, von individueller zu gemeinschaftlicher und letztlich planetarer Heilung zu gelangen.

Ich erlebe immer deutlicher, dass Systeme, die sich am Kreis orientieren, kompatibel sind; und das bedeutet, dass sie sich leicht miteinander verbinden lassen. Aus dem Kreis heraus ist Heilung möglich, weil er Integration erlaubt. Man bildet einen Kreis und blickt gemeinsam auf den Mittelpunkt. Der Mittelpunkt ist in jedem Kreis gleich, seine Qualität ist das universelle „Eine".

Für die Kelten begann der Jahreskreis mit dem Lauf der Sonne in der dunklen Hälfte, verlief über das steigende Licht in die helle Hälfte und schloss sich nach dem Höhepunkt wieder in der dunklen Hälfte. Der Mondlauf beginnt dementsprechend bei Neumond und geht über den Vollmond hinweg wieder zum Neumond zurück. Aus den dunklen Tiefen des Unerklärlichen steigt das Licht des Lebens im Kreislauf immer wieder nach oben, überschreitet den Zenit und löst sich am Ende wieder auf, um neu geboren zu werden. Die Kosmologie als Wissen über die Ordnung der Dinge erschloss sich aus der Beobachtung der Naturphänomene. Zu diesem Wissen werden wir mit der Kreissymbolik wieder zurückgeführt und erkennen in ihr die Vernetzung allen Lebens. Wie bei einem Uhrwerk wirken Kreise innerhalb von Kreisen in Form von Stunden, Tagen, Wochen, Monaten und Jahren in perfekter Harmonie zusammen und bilden die erfahrbare Welt in der Zeit.

Mit Räucherduft durch den Jahreslauf

Im Fokus dieses Buches steht die schamanische Heilung, die wir durch aromatisch zu erfahrende Pflanzenbotschaften bewirken. Wir leben in einer turbulenten Menschenwelt, die einen tief greifenden Wandel vollziehen muss, um sich für das Ganze als würdig zu erweisen. Dies spiegelt sich in unserer täglichen Wirklichkeit nur zu gut wider. Die Nachrichten sind voll von Informationen, die nur belasten und wenig Anlass zur Freude geben. Sie sind bester Nährboden für wachsenden Aggressionsdruck und unterschwellige Angstgefühle. Die Krankheitssymptome seelischer Art nehmen zu und die Erreger körperlicher Krankheiten werden immer raffinierter. Das Vertrauen in die konventionellen Heilungssysteme schwindet. Die Menschen suchen zunehmend nach einem inneren Halt, den die äußeren, künstlichen Strukturen nicht bieten können. Im Zuge dieser Entwicklung besinnen sich immer mehr Menschen auf ihre Wurzeln in der sie umgebenden Natur.

Zunächst einmal bedeutet dies, sich wieder mehr mit der Natur zu verbinden und sich als einen Teil des großen Ganzen wahrzunehmen. Aus diesem Grunde empfehle ich den rituellen Feierlichkeiten im Jahreslauf erhöhte Aufmerksamkeit zu schenken. Hierbei ist der Sonnenlauf für eine schamanische Weltsicht von größter Bedeutung. Die Pflanzenwelt spiegelt den Sonnenlauf in ihren Wachstums-, Reifungs- und Fortpflanzungszyklen.

Wenn wir uns diesem kosmischen Rhythmus erneut annähern wollen, dann können wir uns des reichhaltigen heidnischen Brauchtums in den Riten unserer Vorfahren erinnern. Die Pflanzengeister warten nur darauf, in ihrer Funktion wahrgenommen und wertgeschätzt zu werden, um ihre regulative Aufgabe zu erfüllen. Wenn wir der Pflanze liebevoll begegnen und sie auf eine feine Art verräuchern, dann schenkt sie uns in ihrer Duftbotschaft ein Vertrauen in die innere Verbundenheit allen Lebens.

Jeder, der sich in einen dafür angemessenen inneren oder äußeren Raum begibt, kann dies erleben. Das ist genau der Grund, weshalb ich in meinen Seminaren von Toren spreche, die man durchschreiten muss, wenn man diese Verbundenheit erfahren will. An der Schwelle des Tores finden wir nämlich jene Pflanzenhelfer, die uns dabei unterstützen werden. Wir müssen sie nur wahrnehmen *wollen,* denn wie man so schön sagt: „Des Menschen Wille ist sein Himmelreich".

Beim Ausführen der Rituale im Jahreslauf geht es nicht um ein Nachahmen bestimmter überlieferter Handlungen, angelesener Haltungen oder exakt auszusprechender Formeln, sondern allein darum, die energetische Qualität einer bestimmten Zeitphase in der Natur zutiefst in sich selbst zu spüren. Natürlich sind überlieferte Regeln von großem Wert, um überhaupt erst einmal das nötige Verständnis zu entwickeln. Und doch darf sich jeder als Schöpfer seiner eigenen Welt in einem großen, göttlichen Schöpfungsgarten wahrnehmen, einzig und allein an dem ausgerichtet, was das eigene Herz zu uns spricht. Der Verstand hingegen gleicht oftmals einem Papagei. Deshalb lassen wir das Herz den Verstand einfach zum Tanz auffordern.

Das kann so aussehen: Wenn ich in die winterlich vereiste Natur hinausgehe und durch das glitzernd erstarrte, trockene Blättermeer stapfe, werde ich mir ehrfurchtsvoll des tiefen Wissens der uralten Bäume im Buchenwald gewahr. Ich sinniere über ihr geschlossenes Blätterdach im Hochsommer, das jetzt wie ein Teppich den Erdboden bedeckt. Dann denke ich plötzlich an das „Rauschen im Blätterwald" und sehe darin die ursprüngliche Verwandtschaft zwischen Buch und Buche. Diese Analogie begeistert mich und ich spüre, dass ich in diesem winterlichen Augenblick geistig tanzend in einen tiefen Kontakt mit dem Buchengeist getreten bin. Ich erlebe dies als ein erfüllendes Glücksgefühl.

Bei der Gestaltung eines Pflanzenrituals können wir uns in den Details vollkommen frei fühlen. Die Pflanzen freuen sich über jeden Kontakt, der von Liebe begleitet wird: durch freudiges Geben und dankbares Annehmen. Kreativität wird von den Pflanzengeistern in jeder Hinsicht unterstützt. Unsere Vorfahren wussten weitaus mehr darüber als wir, berichten die Ethnobotaniker. Sie liebten es, sich mit Hilfe von Pflanzen in ekstatische Zustände zu versetzen, in denen die Pforten der Wahrnehmung erheblich erweitert waren. Höhere Ebenen des Seins durften nur mit offenem Herzen betreten werden. Die Druiden waren schamanische Spezialisten für das tiefe Wissen um die Gegebenheiten dieses höheren Seins. Mithilfe ihrer wichtigsten Pflanze, der Mistel, traten sie mit ihm in Kontakt. Die Mistel ist ein Wesen, das unabhängig von zyklischen Gegebenheiten existieren kann, die für den Rest der Pflanzenwelt gelten. Sie ist ganzjährig grün und bringt ihre Frucht im Winter hervor. Für die Kelten galt sie als Schwellenführer zwischen Diesseits und Jenseits.

Wenn der keltische Feiertag Samhain als der Moment im Jahr verstanden wird, an dem die Lichtkräfte aus der oberen in die untere Welt wechseln und dadurch die Pforten zwischen dem Diesseits und dem Jenseits für kurze Zeit offen stehen, dann bietet sich darin eine wunderbare Möglichkeit, einen befreienden Kontakt zur eigenen Ahnenlinie aufzubauen und alte Lasten abzuwerfen. Wenn wir uns in so einem Moment der Führung von Pflanzenhelfern wie der Mistel anvertrauen und ihren Räucherduft wahrnehmen, dann entstehen Handlungen und Worte wie von selbst. Wir sprechen einfach aus, was in uns auftaucht. Auch Alant, Kiefernharz oder Lebensbaum können dieses Ritual unterstützen. Unter dem Einfluss des aromatischen Rauchs kommen wir sofort in Kontakt mit der Herzensebene und der Kopf braucht nicht lange nach Formeln zu suchen.

So wird dieses Buch keine exakten Anweisungen für Rituale, sondern vielmehr Anregungen geben und Zeitpunkte nennen, zu denen bestimmte Anliegen unter Berücksichtigung der Zeitqualität gut ausgeführt werden können. Das zentrale Thema ist die magische Kraft des Räucherns von Pflanzen, die in unserer unmittelbaren Umgebung zu finden sind und deshalb über die Zeitqualität am gleichen Ort mit uns verbunden sind.

Der Leser darf sich von den mythisch-magischen und elementaren Bezügen der Pflanzenbeschreibungen inspirieren lassen und sie der eigenen inneren Resonanz folgend nutzen oder auf Vorschläge zurückgreifen, die ich zu den jeweiligen Anlässen machen werde. Einige Ideen für die Vorbereitung und das Räuchern des Pflanzenmaterials füge ich bei, um einen praktischen Zugang aufzuzeigen. Grundsätzlich wird das Bewusstsein durch das Räuchern für essenzielle Werte wie Selbstachtung, Mitgefühl und Lebensfreude geöffnet.

Acht Jahreskreisfeste

Die Götter unserer heidnischen Vorfahren sollten wir als Urbilder begreifen, die in den jeweiligen Phasen des Jahreslaufs eine vorherrschende Qualität personifizieren. Das achtspeichige Rad der Kelten bildet mit vier Sonnenspeichen, die das innere Kreuz formen, und 4 Mondspeichen, die jeweils dazwischen liegen, insgesamt acht Zeiträume, die von unterschiedlichen Gottheiten und Naturwesen den Bedingungen der Jahreszeit entsprechend beherrscht werden. Aus der Mitte kommt die Schöpfungskraft, die den Rhythmus der Jahreszeiten vorgibt und sich in der sichtbaren Welt manifestiert. Die sichtbare Welt ist der Raum, wie er durch die vier Himmelsrichtungen fixiert und von den vier Elementen ausgekleidet wird.

Die Elemente Feuer, Wasser, Erde und Luft werden den Himmelsrichtungen je nach Tradition unterschiedlich zugeordnet. Jede Betrachtungsweise hat ihre Berechtigung. Ich stelle die Elemente in dem von mir zusammengestellten Kalender in ihrer Polarität gegenüber. Oft wird der Osten mit Luft und der Süden mit Feuer verbunden. In meinem Kreis sollte aber die Polarität von Wasser und Feuer, ebenso wie die von Erde und Luft, gewahrt bleiben. Wasser und Feuer befinden sich in einem Wechselspiel und sind deshalb im Osten wie im Westen aktiv. Feuer zeigt sich im Wachstumsimpuls der jungen Pflanzen unter der erstarkenden Frühlingssonne ebenso wie in der abnehmenden Sonnenwärme, die im Herbst die Früchte reifen lässt.

Ich betrachte die Elemente aus Sicht der Pflanzen. Sie ziehen sich im nördlichen Winter in den Schoß der Mutter Erde zurück. Im Frühjahr, vom Wasserelement genährt und von der Energie der im Osten aufgehenden Sonne angefeuert, schießen sie in die äußere Form und treten im Sommer,

Achtspeichiges Rad

wenn das Licht seinen Höchststand erreicht hat, in südlich-lebensfrohen Kontakt miteinander, um allerorten die Befruchtung zu gewährleisten. Der feurig-wässrige, die Vitalität in der Frucht speichernde Westen, bringt die Erntefülle hervor, bevor sich die Pflanzenwelt wieder in die dunkle, nördliche Erde zurückzieht.

Die Hauptdarsteller in diesem sich Jahr für Jahr wiederholenden kosmischen Schauspiel sind Sonne und Mond. Als Repräsentanten der aktiven und passiven Lichtkräfte, die in der fernöstlichen Lehre mit Yin und Yang bezeichnet werden, sind sie mit Licht und Dunkelheit, Tag und Nacht, Hitze und Kälte gleichzusetzen. Schauen wir uns das fernöstliche Modell genauer an, dann finden wir auch dort wieder acht Felder. Wenngleich man dort die fünf Elemente Erde, Holz, Feuer, Wasser und Metall als Zustände benennt, lassen sich dennoch Kreise finden, die sich mit der Feuer-Wasser Polarität decken.

Der Tag, das Sonnenlicht und die Wärme lassen die Pflanze aktiv werden und sie nimmt Energie auf. Die Sonnenkraft schwängert sozusagen die Pflanzenwelt mit kosmischer Energie. Somit findet das männliche Prinzip in der keltischen Mythologie seinen Ausdruck in den nach Jahreszeit wechselnden Göttern.

Für die Kelten war die Sonne an sich weder männlich noch weiblich. Neben jedem der jeweiligen Jahreszeit zugeordneten Sonnengott gab es immer auch die entsprechende Göttin, die auf weibliche Art mit der Sonne verbunden war. Als höchstes Prinzip galt sowohl für die Kelten als auch in der fernöstlichen Lehre der Ausgleich zwischen den Polen. Nur wenn die Gegensätze im Gleichgewicht standen, war für sie die natürliche Ordnung gewahrt. Die Feste zu Ehren der Natur und der göttlichen Kräfte als Garanten dieser Ordnung dienten also auch stets dem Zweck, den Ausgleich zu unterstützen und damit das eigene Wohlergehen als Teil dieser Ordnung zu gewährleisten.

Es geht in dieser uralten Kosmologie sinnbildlich um die Sonne als das feurige, zeugende Prinzip, das die Leere beseelt, und um den Mond als das die Inspiration der Sonne empfangende, wässrige, gebärende Prinzip, das die Unendlichkeit mit Form und Struktur begrenzt. Feuer und Wasser waren die heiligen Elemente der Kelten und wurden in ritueller Weise geehrt.

Über das Feuer als universelle Kraft konnten sich die Kelten mit der unsichtbaren Welt verbinden und mit seiner Hilfe auf das Zusammenspiel von Schöpfung und Zerstörung einwirken. Es war von lebenserhaltender Bedeutung, denn bei Kälte und Dunkelheit spendete es Wärme und Licht.

Es konnte aber auch zu einem gefährlichen Ungeheuer werden. Wenn es außer Rand und Band geriet und alles fraß, was sich ihm in den Weg stellte, zeigte sich dieses Element in seiner Großartigkeit. Diese Schwelle zwischen Leben und Tod war für die Kelten viel weniger bedrohlich als für uns heute.

In Brunnen, Quellen, Bächen, Flüssen und Seen sah man vom Licht beseelte und von entsprechenden Naturkräften bewohnte Orte, deren Einfluss ebenso auf Heilung wie auf Verderben Auswirkung hatte.

Wasser ist das Urelement des Lebens. Alles Leben auf unserem Planeten ist dem Wasser entstiegen, wie wir heute wissen. Wer die Erde als ein lebendes Wesen betrachtet, erkennt durch bloßes Schauen, dass Lebensentfaltung in Fülle nur durch ausreichend Wasser möglich ist.

Betrachte dieses Bild einer Eisformation an der Quelle in meinem Zaubergarten und richte dein Augenmerk auf den Ausdruck des Weiblichen im Gegensatz zum Männlichen im Gebilde des Eises, dann kannst du dich ein wenig auf die magische Form des Schauens einstimmen. Im Hintergrund fließt das Wasser der Kommunikation, im Eis hingegen erstarrt der Fluss.

Nachdem ich ihr verschiedene dieser Eis-Impressionen geschickt hatte, schrieb Katja Beicher, eine gute Freundin von mir, etwas, das besonders schön die Verbundenheit der

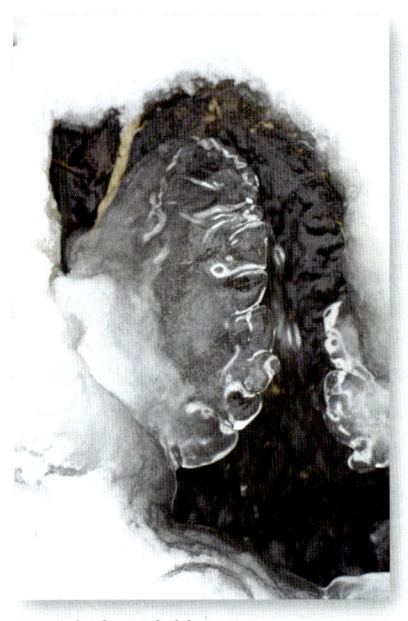

Wesenhafte Eisbilder

vier Elemente verdeutlicht:

„Das Wasser braucht das Feuer um in Bewegung zu bleiben. Durch die Wärme schmelzen Schnee und Eis und das Wasser verdampft, um sich zum Himmel zu erheben. Von dort bringt es die ‚Frohe Botschaft‘ des Geistigen mit sich zur Erde. Diese Botschaft wird von der Erde empfangen, während die Erde ihre Botschaft ans Wasser gibt. Die Wärme kommt und das Wasser steigt auf, die Erdbotschaft geht zum Himmel ... Wasser kann am schnellsten Informationen

über die ganze Welt tragen (Kommunikation) und informiert uns gleichzeitig darüber, was in der Welt passiert.

Vielleicht war das Zaubergarten-Eis-Wasser schon in China oder Dreikirchen? Wer weiß!"

Die Harmonie zwischen dem Männlichen und Weiblichen, ausgedrückt in den Elementen Feuer und Wasser, war für unsere keltisch-germanischen Vorfahren ganz offenbar das höchste Gesetz. Darin sehe ich einen wichtigen Grund, warum ihr kosmologisches Erbe heute wieder so bedeutungsvoll für uns wird. Es ist nicht zu übersehen, in welchem Umfang sich derzeit Feuersbrünste und Flutkatastrophen weltweit manifestieren, als würden diese Elementarkräfte den Menschen zu einer Umkehr aus seiner expansiven, männlichen, die Natur verachtenden Haltung zwingen wollen. Die Intuition als weibliche Quelle der Wahrnehmung von im Inneren verborgenen Kräften wird dringend benötigt. Dies ist sicher auch der Grund, warum insbesondere Frauen die Jahresfeste feiern. Aber wir müssen verstehen, dass beide Qualitäten in uns stecken. Die Verbindung der weiblichen und männlichen Anteile in uns würde aus der Trennung in die innere Einheit und zu einem umsichtigeren Umgang mit der Natur zurückführen. Nur gemeinsam können wir die sich bekriegenden Pole einen.

Mit den Jahresfesten als Ankerpunkte einer bewussten Wahrnehmung der natürlichen Kräfte und mit rituellen Handlungen zur Verstärkung der Verbundenheit können wir uns dieses tiefe Wissen wieder erschließen. Letztlich feiern wir mit der ebenfalls ausgeglichenen Struktur der vier Sonnen- und vier Mondfeste den Ausgleich des Männlichen und Weiblichen in uns. Das Räuchern von heimischen Pflanzen ist dabei eine starke Unterstützung, denn es sensibilisiert uns ungemein für diese Form der Selbsterkenntnis. Wenn sich die Glut des Pflanzenkörpers bemächtigt, dann löst sich Restwasser als Elixier des Lebens aus dem getrockneten Material in aromatischen Rauch auf und wir können es über den Geruchssinn in uns aufnehmen und fühlen. Wir verbinden uns auf diese Weise mit dem ex-statischen Sein der Pflanzenwelt. Dies ist eine Erfahrung, die ich jedem Menschen nur empfehlen kann.

Der Kalender

Die Sonnenfeste sind kalendarisch festgelegt. Sommer- und Wintersonnenwende markieren den meteorologischen Beginn des Sommers mit dem höchsten und dem des Winters mit dem tiefsten Sonnenstand. Die dazwischen liegenden Tag- und den Nachtgleichen (Äquinox) zeigen den Frühlings- bzw. Herbstbeginn an. Zu diesen beiden Zeitpunkten sind überall auf der Erde Tag und Nacht gleich lang.

Die Kelten sahen also den Lauf der Sonne mit ihrer inspirativen, befruchtenden und kosmischen Kraft im Jahreslauf auf der mythologischen Ebene in sich verwandelnden Göttergestalten. So ist es der junge Lichtgott Baldur oder Belenos, der im Frühjahr den gefrorenen Boden auftaut, in der Mittsommernacht zur größten Kraft aufläuft und im August als Erntegott Lug das Füllhorn ausschüttet. Im großen Sonnenkreis war die Zeit der stärksten Sonneneinstrahlung ab der Sommersonnenwende grundsätzlich der Beginn für die Ernte der wirkungsstärksten Kräuter. Traditionell soll die beste Zeit für die Ernte von Kräutern und Wurzeln zwischen dem 15. August (Kräuterweihe) und dem 8. September sein. Nach Mabon zieht der Sonnengott sich immer mehr zurück, bis er die Schwelle zum unterirdischen Reich überschritten und sich in die Gestalt des Samhain verwandelt hat. Zum Julfest hat er als Fürst der Dunkelheit in der Unterwelt seine Gemahlin befruchtet. Sie trägt nun das neu zu gebärende Kind des Lichts unter dem Herzen.

Die Mondfeste wurden ursprünglich immer an dem zum unten aufgeführten Zeitpunkt nächstliegenden Vollmond veranstaltet. Jedem der Mondfeste wurde symbolisch eine bestimmte Phase des Mondzyklus zugeordnet: Imbolc entsprach dem zunehmenden Mond, Beltane stand für den Vollmond, Lugnasad hieß das Fest des abnehmenden Mondes und Samhain war dem Neumond zugeordnet.

Von der passiven Nacht-Phase sind die inneren Verarbeitungsprozesse und der Säftefluss in der Pflanze betroffen. Dementsprechend ist die Mondphase immer ein wichtiger Indikator für den optimalen Erntezeitpunkt. So erntet man Kräuter am besten bei abnehmendem Mond und Wurzeln bei Neumond, wenn die größte Kraft in der Wurzel konzentriert ist.

Da die vier Mondfeste weiblicher Ausprägung sind, wurden sie im Mittelalter unter dem Einfluss der Kirche auch als Hexenfeste bezeichnet. Das ist natürlich reine Polemik, die dem Machterhalt des patriarchalischen, klerikalen Systems diente. Die Hexe ist wertfrei betrachtet das weibliche, intuitive Prinzip. Sie verkörpert die Intelligenz des Herzens, die den Zugang zur Natur und ihren Kräften ermöglicht. Letztlich hat die Kirche deshalb die Jahresfeste mit ihrer weiblichen Mariensymbolik verknüpft. In der heidnischen Denk- und Empfindungsweise manifestiert sich das Weibliche ebenso wie das Männliche im Jahreskreis. Im Vorfrühling steigt die

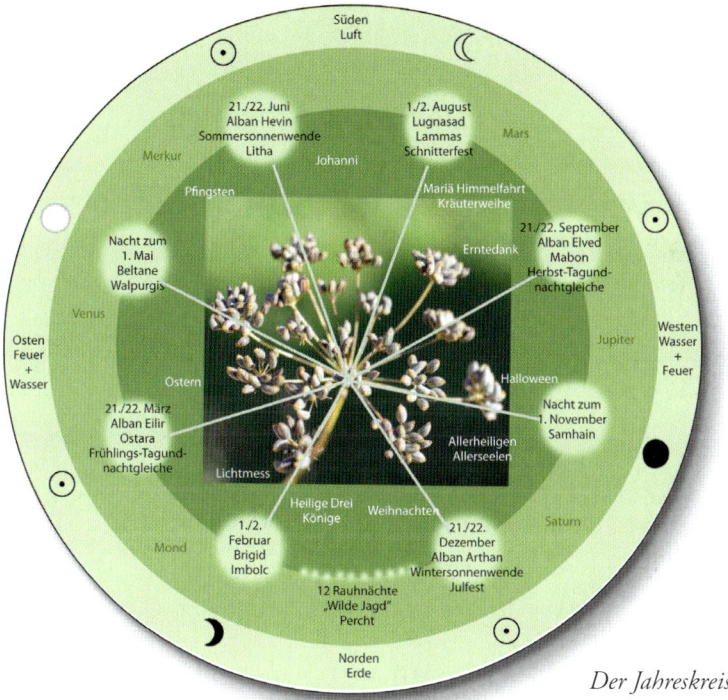

Der Jahreskreis

Pflanzengöttin Brigid aus den dunklen Tiefen an das Licht und erweckt die Natur aus dem Winterschlaf. Es folgen lustvolle, orgiastische Zustände der Verlockung und des Aufblühens im Mai (Beltane), die mit Ausgelassenheit und Triebhaftigkeit einhergehen, wenn die Vegetationsgöttin sich mit dem Sonnengott Belenos vermählt. Im Spätsommer ist sie die Matrone und ganz mit dem Gebären der Früchte der Erde befasst. Wenn die Fruchtfülle zur Ernte ruft, dann ist Lug, der Gott des Reifens ihr Begleiter (Lugnasad). Im Spätherbst geht die Vegetationsgöttin wieder in die Unterwelt zurück, um als Totengöttin Morrigan dem Herrscher der Dunkelheit, Samhain, zur Seite zu treten.

Nachdem der dunkelste Zeitpunkt des Jahres am 21.–24. Dezember erreicht wurde, durchschreitet die Natur einen Korridor von zwölf Tagen, von denen jeder für einen Monat des abgelaufenen Jahres gelten kann. Man nennt sie traditionell die „Raunächte". Sie können als eine Zeit der Läuterung betrachtet werden, die allem Leben in der Natur alljährlich widerfährt. In dieser Phase kämpft die Dunkelheit um ihre Macht und der Winter zeigt sich oft von seiner strengsten Seite.

Widmen wir nun den einzelnen Jahreskreis-Festen einen genaueren Blick.

Zwölf Raunächte, „Wilde Jagd" oder „Percht"

In den Nächten zwischen Wintersonnenwende und 6. Januar ist alles möglich, denn die Erd- und Himmelsmutter Holle (Frau Percht) fliegt mit ihrer grimmigen Schar durch die Lüfte. Wehe denjenigen, die jetzt nicht Türen und Fenster fest verschließen. Dieses waren die Nächte, in denen mit aromatischen Pflanzen in Haus und Stallung am intensivsten geräuchert wurde, um Mensch und Tier gleichermaßen zu schützen. Oft werden sie deshalb auch die „Rauchnächte" genannt.

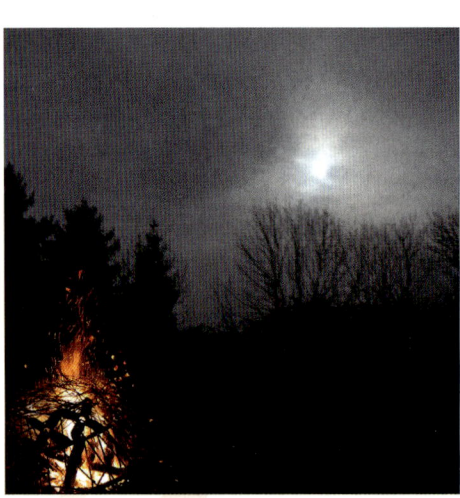

Raunacht-Feuer

Als wir dieses Jahr unser Feuerritual bei Vollmond in der Silvesternacht veranstalteten, konnten wir die „Wilde Jagd" deutlich erleben. Obwohl es klirrend kalt und windstill erschien, blies, nachdem wir den Feuerkorb entzündet hatten, eine ungewöhnliche Windkraft aus ständig wechselnden Himmelsrichtungen in das Feuer und brachte es zum Tanzen.

Dann drehten wir uns für einen Moment vom Feuer weg und schlagartig wurde es dunkel. Von einem Moment zum nächsten waren die

Flammen verschwunden und nur Fünkchen glühten an den Ästen und Zweigen. Ich sagte: „Das Feuer möchte, dass wir ihm die volle Aufmerksamkeit schenken!", und schlagartig loderten die Flammen wieder auf. Dies hat mir gezeigt, wie wichtig die Achtsamkeit und der Respekt im Umgang mit den Elementarkräften gerade zu dieser Zeit sind. Läuterung kann sehr überraschend auftauchen und plötzliche Veränderung bewirken, für die wir Menschen innerlich bereit sein sollten.

In unserem Fall fassten wir uns an den Händen und schlossen den Kreis um das Feuer. Ich entzündete ein 9-Kräuter-Bündel aus Pflanzen des Gartens. Sofort umhüllte uns ein kräftiger, aromatischer Duft. Es entstand auf einmal das Bedürfnis in unserem Kreis, ein Lied zu singen. Wir sangen und tanzten spontan den „Körperzellen-Blues" von Astrid Kuby:

Jede Zelle meines Körpers ist glücklich.
Jede Körperzelle fühlt sich wohl.
Jede Zelle an jeder Stelle
Jede Zelle ist voll gut drauf.

Das erschien uns als gute Einstimmung auf das vor uns liegende neue Jahr in diesem rauen Moment und erfüllte uns mit Frieden, Freude und einem guten Körpergefühl.

Es ist auch angezeigt, zum Jahreswechsel Lasten des abgelaufenen Jahres dem Feuer zu übergeben. Man kann dies in Form kleiner Zettel tun, die man vorher mit einer Erklärung oder Bitte beschrieben hat und dann in den Flammen verbrennt.

Ein äußeres Begrüßungs-Ritual des Neuen unter Verwendung des Feuerelements ist letztlich auch das klassische Feuerwerk am Silvesterabend. Um wie viel stärker und bewusster dieser Augenblick erlebt werden kann, erfährt man jedoch durch eine begleitende Räucherung, die keine beißenden Schwefel- und Schwarzpulverdämpfe entfaltet, sondern einen aromatischen Schutzmantel ausbreitet.

Gute Räucherstoffe in dieser Zeit sind: Angelika, Beifuß, Eibe, Holunderholz, Immergrün, Lebensbaum, Mariengras, Mistel, Mohn, Sonnenhut, Stechpalme, Wacholder, Weide, Wermut.

1.–2. Februar

Lichtmess

Brigid, Imbolc

Die härteste Winterzeit neigt sich dem Ende zu. Wir nähern uns der Zeit des Übergangs. Die eisigen Mondnächte werden lichter und die Knospen der Pflanzen schwellen langsam an. Immer mehr lockt uns die Natur genauer hinzuschauen, denn zunehmend beginnt es sich aus dem Untergrund heraus zu bewegen. Bald erscheinen auch schon die Schneeglöckchen im zögerlich sich zurückziehenden Schnee und läuten die nahende Rückkehr der Göttin Brigid ein.

Ich schaue in das schmelzende Eis, da taucht plötzlich ein jungfräuliches Gesicht auf und ein Fötus erscheint ebenso wie der Kopf der Schneegans, das indianische Symboltier dieser Zeit. Das kann nur Brigid sein, die sich hier in ihrer kindlichen Phase zeigt.

Auch die frühreifen Weidenkätzchen sind schon bereit, sich wohlig den langsam wärmer werdenden Sonnenstrahlen entgegenzustrecken. Aber Vorsicht, die Eisriesen sind noch sehr stark! In dieser Zeitphase ist Reinheit das höchste Gebot. Entlehnt aus dem lateinischen „februare", „reinigen", ist der Name des Monats bereits Programm für das Fest. Die Kirche hat diesen Feiertag übernommen, wir kennen ihn als Lichtmess.

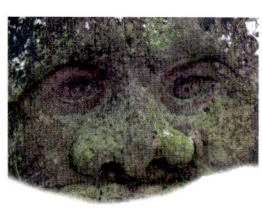

Erdgeist

Es ist der Zeitpunkt, an dem unsere Vorfahren den innerlich reinigenden Birkensaft gezapft haben, um daraus Met gären zu lassen, während die Frühlingsstürme vom Ende der Herrschaft der Unterwelt kündigten. Die Stürme reinigen die Bäume von totem Geäst und fegen das Land. Man kann es auch Frühjahrsputz nennen.

Eine Schwitzhütte zur Feier dieses Übergangs und der Vorbereitung auf das Neue ist eine gute Form, dem Augenblick zu entsprechen. Es ist ein hartes Ritual, das dem Eisbaden entspricht und sicher nicht jedermanns Sache ist. In der skandinavischen und sibirischen Tradition kennt man auch das Schwitzbad, bei dem man sich mit Birkenreisig schlägt, um den Kreislauf anzuregen. Die Birke wurde der Göttin Brigid geweiht und steht für den Neuanfang.

Das innere und äußere Haus zu reinigen ist auf jeden Fall zur Feier dieses Zeitpunkts im Jahreskreis angezeigt. Es ist die Zeit des Wassermanns, der Veränderung und Erneuerung bringt. Man kann ein schamanisches Ritual daraus machen, indem man mit einer Rassel durch seine Wohnung geht und die anhaftenden, belastenden Geister aufscheucht und mit der Räucherung austreibt. Nichts anderes sollten die ursprünglichen Fastnachtsbräuche bewirken. Durch das verrückte Auftreten sollten die dunklen Wintergeister verscheucht werden.

Sucht euch eure eigenen Rituale, bei denen es um das Loslassen von alten und verbrauchten Dingen geht, um erleichtert und froh dem nahenden Frühling entgegenzuschauen – so, wie es die optimistischen Blüten des immergrünen Geißblattes mit ihrem süßen Duft um diese Zeit herum tun!

Man kann zum Beispiel etwas Salz in einer Schale Wasser auflösen und dieses Wasser für eine rituelle Reinigung einsetzen; oder man kann sich den Kessel vorstellen, den die noch kindliche Vegetationsgöttin mit sich führt um später eine kraftvolle 9-Kräuter-Suppe darin zu kochen und visionär von dieser Suppe kosten. Fühlt hinein in die bald aufs Neue erwachende Lebensenergie!

Gute Räucherstoffe in dieser Zeit sind neben Birkenrinde auch Salbei, Baldrian, Balsampappel, Beifuß, Brunnenkresse, Wacholder, Gundermann, Hainbuche, Holunder, Immergrün, Iriswurzel, Lärche, Mädesüß, Mariengras, Melisse, Mohn, Muskatellersalbei, Quendel und Weide.

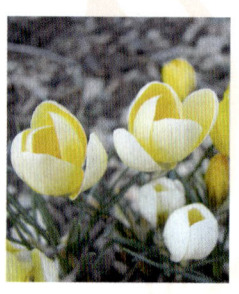

21. – 22. März

Frühlings-
Tagundnachtgleiche

Alban Eiler, Ostara

Das Fest Ostara zur Tagundnachtgleiche wurde der Frühlingsgöttin Ostara zugeschrieben, deren Begleiter, ein Hase, ein Symbol der Fruchtbarkeit ist. Man sagt auch, Cernunnos, der Hirschgott aus der Unterwelt, würde zu dieser Zeit die Vegetationsgöttin wachküssen. Auf jeden Fall geht es um den ersten Schritt in eine lichte Zeit und den Abschied von der Nacht. Der Acker wird vorbereitet und die Saat ausgebracht. Jetzt erwacht die Erdkraft. Es ist reichlich Wasser von schmelzendem Eis und Schnee vorhanden, um die Saat im Erdboden zu empfangen.

Blatt- und Blütenknospen brechen auf. Auch das Sternzeichen Fisch (Wasser/Yin) wechselt jetzt in den Widder (Feuer/Yang). Man kann sich verschiedene Rituale ausdenken, um diesen Moment zu feiern. Es können bunte Bänder sein, mit denen man den Frühling begrüßt. Manch einer mag sich auch mit einer Rute aus Birke, Hasel und Wacholder schlagen und dabei die jungfräuliche Vegetationsgöttin um Wachstum, Gesundheit und Fruchtbarkeit bitten. Die aufrichtige Freude bei dem, was man tut, ist entscheidend.

Dieses Sonnenfest wird traditionell auch von Feuern begleitet. Das Alte wird endgültig losgelassen und verbrannt, um Raum für das Neue zu schaffen. Wir feiern seit vielen Jahren mit einem sehr unterhaltsamen familiären Feuer-Ritual diesen Zeitpunkt und unseren Kindern und Kindeskindern ist viel daran gelegen, dass es auch so beibehalten wird.

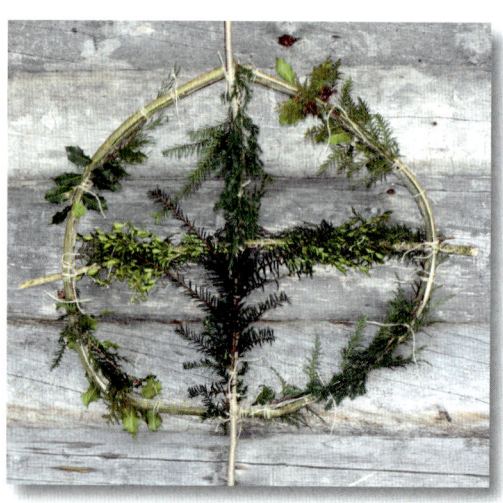

9-Hölzer-Radkreuz

Man kann auch ein keltisches Radkreuz aus gespaltener Weide, Holunderzweig und Haselreisig zu diesem Anlass bauen und mit Eibe, Sadebaum, Lebensbaum, Buchs, Wacholder und Tanne oder Stechpalme schmücken.

Jedes Material sollte rituell geschnitten werden, indem man die Pflanze fragt, welchen Zweig man schneiden darf. Ein solches Radkreuz ist ein uraltes 9-Hölzer-Symbol der Fruchtbarkeit, das man anschließend im Kreis herumgibt. Jeder, der es hält, spricht dabei von dem, was für sie oder ihn in diesem Jahr fruchten soll. Anschließend hält man das Radkreuz über das Feuer und lässt damit den Wunsch von der aufsteigenden Wärme nach oben tragen. Eine begleitende Räucherung macht diesen Augenblick besonders feierlich und intensiviert den elementaren Kontakt.

Eine besonders stimmige Körper- und Atemübung zu diesem Zeitpunkt des Jahres ist, in einem Steinkreis durchgeführt, der Sonnengruß der Hopi-Indianer. Man steht im Kreis, spürt in den eigenen Körper hinein und nimmt wahr, wie der Atem ein- und ausströmt. Man stellt sich vor, die Füße seien wie die Wurzeln eines Baumes. Dann geht man in die Hocke und wieder in den Stand und spricht gemeinsam, während man mit den Händen dazu passende Bewegungen ausführt, den Hopi-Gruß:

Von unten weht der Wind.
Von oben fällt der Regen.
Es wächst ein Baum
und streckt seine Zweige der Sonne entgegen.

Man hebt die Hände erst zum Himmel und dann zur Brust und spricht:
Er nimmt die Kraft der Sonne in sich auf
und verteilt sie über die ganze Erde.

Nach einer gebenden Geste mit den Armen geht man wieder in die Hocken, als sammelte man etwas ein, und erhebt sich anschließend in den Stand, während man mit den Worten abschließt:
Er erntet die Früchte dieser Erde
und gibt sie der Erde zurück.

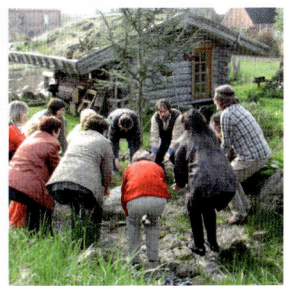

Dieser Durchgang wird insgesamt neunmal ausgeführt. Dann verbleibt man eine Weile in der gebenden Haltung und fühlt sich mit dem Baum des Lebens in dem Prozess des Nehmens und Gebens zutiefst verbunden.

Jetzt ist auch die Zeit für die 9-Kräuter-Suppe, wenn ihre Zutaten wie die frühen Blätter von Giersch, Gundermann, Löwenzahn, Bärlauch, Brennnessel, Sauerampfer, Vogelmiere, Gänseblümchen und Wegerich in Erschei-

Ritual Gruß an die Sonne

nung treten. Mit einer schmackhaften Suppe lassen sie uns die Vitalität der Frühlingssonne direkt über den Stoffwechsel aufnehmen.

Folgende Räucherpflanzen empfehle ich zu diesem Anlass: Birke, Brunnenkresse, Eibe, Gundermann, Holunder, Immergrün, Iriswurzel, Lebensbaum, Mariengras, Melisse, Muskatellersalbei, Rainfarn, Rosmarin, Rundblattminze, Wacholder, Waldmeister und Weidenrinde.

1. Mai

Walpurgisnacht

Beltane

Der Moment zum ekstatischen Feiern ist jetzt gekommen. Der Mai-Voll-mond strahlt mit größter Kraft und sein magisches Licht ergießt sich in Feld und Flur. Alle Naturgeister tanzen schwebend und leicht im nächt-lichen Reigen. Insbesondere die kundigen Kräuterfrauen spürten diese energetische Kraft, die dem Elfenflug als Eskorte einer liebestrunkenen Blumengöttin Belisama und ihrem Geliebten, dem hell leuchtenden Belenos (Baldur), zugeschrieben wurde. Dass hier das Bilsenkraut eine Rolle spielte, nimmt nicht Wunder, wenn wir an dessen Namen „Bilisa" denken. Die stark enthemmende, astralische Einflussnahme dieser Pflanze entspricht dem Zeitpunkt nur zu gut.

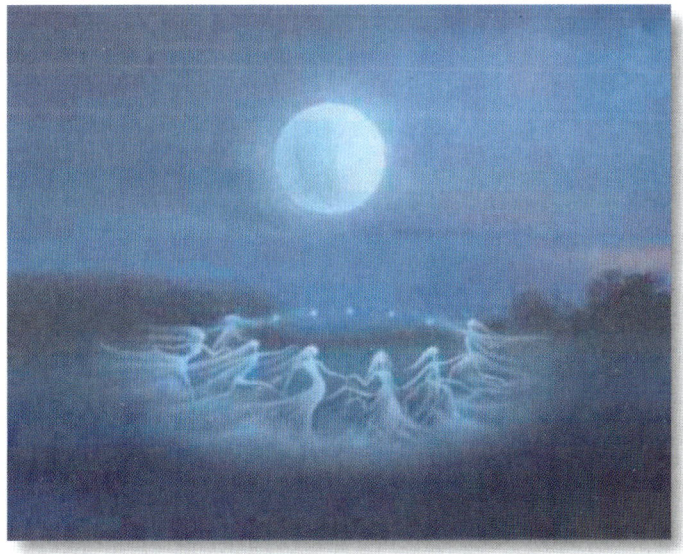

Elfentanz – von Petra Arndt

Nicht nur die Natur ist in einem Rausch – seit Urzeiten tanzen auch die Menschen in den Mai. Nur die Kirche hat für diesen heidnischen Brauch kein passendes Substitut gefunden, vermutlich deshalb, weil die orgiastische Lust immer zu sehr mit satanischen Einflüssen assoziiert wurde. In diese Ecke wurde auch der bocksbeinige Pan gestellt. Deshalb hatte man es diesmal einfach umgekehrt gemacht und die Walpurgisnacht als großes Hexentreffen zur Wallfahrt des Bösen erklärt.

Die Kelten entzündeten zur Feier dieses Tages ein Feuer bei Sonnenaufgang mit dem Hartholzquirl (Esche, männlich) auf dem weichen Holz-Unterteil (Birke, weiblich), aus dem symbolisch der Funke (Sonnenkind) entspringt. Um die Befruchtungsphase in der Natur einzuleiten, wurde dieses Feuer rituell mit dem Holz von neunerlei Bäumen gefüttert; in Irland soll es zwischen neun Torfstücken brennen.

Maibäume, als Symbol der phallischen Kraft, die einen mit bunten Bändern geschmückten Kranz als Sinnbild des weiblichen Schoßes durchdringen, werden bei uns traditionell im ländlichen Bereich noch heute errichtet und heiratsfähige Mädel und Burschen spielerisch zusammengebracht, um Ehe-Bande für einen neuen Morgen zu knüpfen.

Maibowle mit Waldmeister und ausgelassenes Feiern, das oft auch einem frivolen Zusammenkommen von jungen Männern und Frauen dient, Fruchtbarkeitzauber und Liebesorakel, all dies ist altes Brauchtum, mit dem dieser besondere Zeitpunkt im Jahreskreis auch heute manchmal noch begleitet wird. Natürlich sind auch Räucherungen dabei höchst passend.

Es ist die astrologische Zeit des Stiers und seiner Herrscherin, der Venus. Körperlichkeit, Sinnlichkeit und Schönheit stehen im Vordergrund. Die jungfräuliche, weiße Göttin hat sich in die rote (erotische) Göttin der Leidenschaft und Ekstase verwandelt. Ihr Held ist der strahlende, junge Sonnengott in höchster Potenz. Für die Germanen waren es Freya und Freyr. Beide haben nur eines im Sinn – Vereinigung und Fruchtbarkeit zu propagieren. Es ist die freie Liebe in all ihrer Kreativität, die jetzt zum Ausdruck kommen darf. Das innere Potenzial nach außen zu entfalten sollte bei Ritualen jetzt Priorität haben. Ideen können zu dieser Zeit wunderbar auf den Weg gebracht werden. Düfte und sinnliche Genüsse dürfen jetzt in Hülle und Fülle zum Einsatz kommen.

Die Mondfeste zum vollen und zum dunklen Mond (Samhain) sind besonders geeignet für Trancereisen. Zu Beltane sollte das Ziel eines solchen Rituals darin liegen, sich in seiner Sinnlichkeit zu erfahren und den schöpferischen Ausdruck dieser Wahrnehmung zu unterstützen. Dies kann, neben verschiedensten anderen Möglichkeiten, auch in einer geführten schamanischen Reise geschehen. Man setzt sich im Kreis, schließt die Augen, lauscht dem Atem im Inneren und begibt sich dann auf einen imaginären Spaziergang in die Umgebung. Man folgt einfach dem, was auftaucht, solange, bis etwas, sei es eine Pflanze oder ein Tier, die Aufmerksamkeit auf sich zieht. Mit diesem Wesen geht man in Kontakt und darf auch Fragen stellen, zum Beispiel: „Was ist deine Aufgabe?" oder „Warum werde ich auf dich aufmerksam?". Nachdem man sich eine gewisse Zeit mit diesem Wesen beschäftigt und möglicherweise eine Antwort erhalten hat, dankt man ihm und verabschiedet sich, um zum Kreis zurückzukehren. Macht man dieses Ritual im Garten, dann kann im Anschluss jeder Teilnehmer physisch in die Natur gehen, sich eine gewisse Zeit auf die Betrachtung von Details der Pflanzenwelt oder Beobachtung

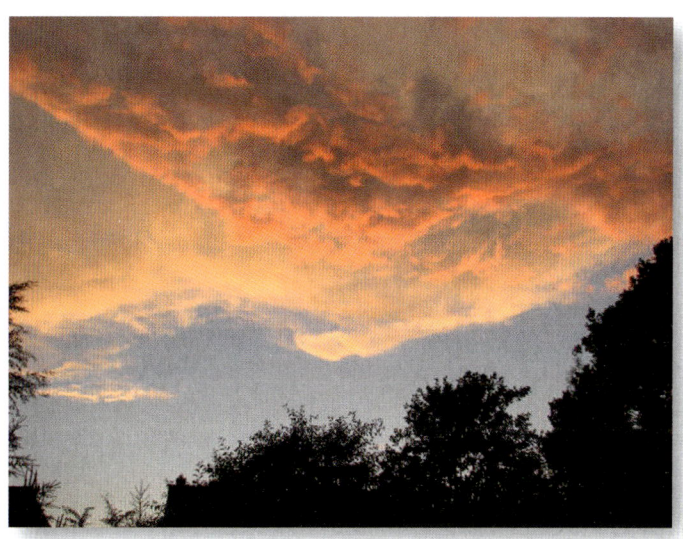

Venus im Abendhimmel

der Tierwelt einlassen und dabei die eigenen Gedanken und Empfindungen wahrnehmen. Dann treffen sich alle wieder im Kreis, räuchern und tauschen sich über das Erlebte aus. Dabei sollte ein ritueller Gegenstand herumgereicht werden und immer nur die Person sprechen, die den Gegenstand gerade hält. Dies baut eine magische Stimmung auf, und jeder wird sich durch die eigenen Erlebnisse verwandelt fühlen. Trommelsessions und Tänze aller Art passen jetzt sehr gut, um der Lebensfreude Raum zu geben. Kulinarische Köstlichkeiten bereichern eine solche Feier ungemein. Es ist die Lust des Lebens auf sich selbst, das sich in allen rituellen Handlungen zu dieser Zeit im Jahreskreis in allen erdenklichen Formen ausdrücken darf.

Ich möchte hier ein wunderbares Erlebnis schildern, das zu diesem Zeitpunkt mit einer Gruppe stattgefunden hat. Wir hatten ein zeremonielles Räucherritual mit heimischen Pflanzen erlebt. Ein Zyklus von neun aromatischen Pflanzenstoffen wurde gemeinsam durchgeführt, bei dem jeder Teilnehmer individuelle Empfindungen zum Ausdruck bringen konnte. Das Ritual stand unter dem Leitgedanken der Kontaktaufnahme und sollte einen Schritt zur inneren Selbstbestimmung und Liebesfähigkeit unterstützen. Das Tor der Werte als Eröffnungsmoment wurde mit Holunderblüten und -mark durchschritten, dessen Duft als leicht und süßlich, aber mit einer sehr tiefen, energetischen Schwingung wahrgenommen wurde. Acht weitere Kräuter folgten. Eine äußerst intensive Erfahrung von Verbundenheit stellte sich ein; wesentliche Themen traten bei den Teilnehmern zu Tage, die deutlich machten, warum eine vollständige Hingabe an den Augenblick der Liebe im normalen Leben für sie oder ihn nicht möglich war. Kathrin zum Beispiel hatte von ihrer Mutter als kleines Kind immer nur gehört, wie hässlich und unattraktiv sie sei. Jetzt, als wirklich gut aussehende, reife Frau von fünfunddreißig Jahren glaubte ihr Inneres Kind dies immer noch und sie litt erheblich unter Neurodermitis. Im Gegensatz dazu erfuhr Stephanie, eine junge Frau mit autistischen Zügen, wegen ihrer liebreizenden, optischen Erscheinung als Kind immer größte Aufmerksamkeit, was sie veranlasste, sich so hässlich wie möglich zu machen. Sie zog sich von der Welt zurück, um nur „echte" Zuwendung zu bekommen. Beide konnten ihrem blockierten Verhältnis zu Liebe und Kontakt nachspüren und einen Schritt in Richtung Lösung tun. Mit großer Dankbarkeit wurden von allen Teilnehmern solche Offenbarungen empfangen. Am nächsten Morgen trafen wir uns zum Tanz der vier Himmelsrichtungen im Zaubergarten. Nach etwa fünfundvierzig Minuten waren die Tanzenden derart energetisiert, dass alle sich nach Abschluss des Tanzes ins Gras fallen ließen, um die Bodennähe zu spüren.

Einem inneren Impuls folgend, der sich durch ein intensives Kribbeln im ganzen Körper bemerkbar machte, sprang ich auf, um die Gruppe für das Tagwerk zu motivieren. In diesem Moment formierte sich das wunderbare Bild: Alle hatten sich halbwegs erhoben, als ein sanfter Windstoß eine Wolke von Kirschblütenblättern spiralförmig genau über der Gruppe herniederrieseln ließ. „Frau Holle schüttelt ihre Betten aus" stand wie ein einziger Gedanke im Raum und ein wundersamer Friede lag über der sonnendurchfluteten Wiese. Im nächsten Augenblick schwebte ein Storch in etwa fünf Meter Höhe heran, drehte einen Kreis über der Gruppe und entfernte sich wieder mit leichtem Flügelschlag. Ungläubiges Staunen lag in allen Gesichtern.

Was für ein visionäres Bild, wenn man weiß, dass der Storch als Bote der Frau Holle gilt. Frau Holle hilft den Gebärenden und schützt die Kinder. Sie ist in der Mythologie mit dem Storch verbunden, der die Zukunft sichert, indem er die Seelen der Neugeborenen aus dem Jenseits begleitet. Für alle, die diesen Augenblick erlebt hatten, bot sich ein Ausblick auf die goldene Zukunft der Liebenden.

Folgende Räucherpflanzen empfehle ich zu Beltane: Baldrian, Bergbohnenkraut, Bilsenkraut, Birkenrinde, Brunnenkresse, Frauenmantel, Gundermann, Hainbuche, Holunderblüten, Iriswurzel, Kalmuswurzel, Lindenblüten, Muskatellersalbei, Rosmarin, Rundblattminze, Waldmeister und Weidenrinde.

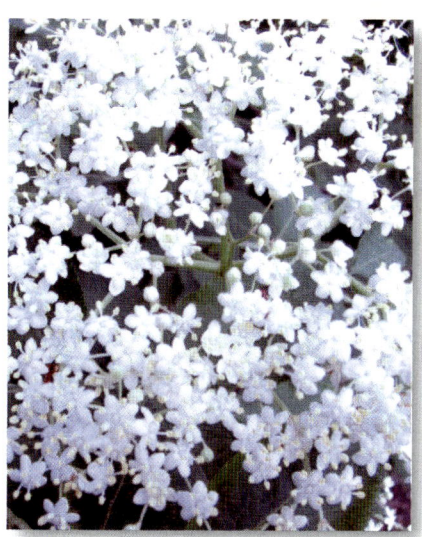

Frau Holles Brautkleid

21.–22. Juni

Sommersonnenwende

Alban Hevin, Litha

Die höchste Botschaft zu dieser Zeit verlautet, alles Verborgene an das Licht zu bringen. Der Sonnengott steht im Zenit seiner freudvollen Herrschaft, denn die Göttin der Vegetation ist schwanger von ihm.

So ist die Mittsommernacht der Augenblick höchsten Glücks. Die allerorten rituell entzündeten Freuden- und Dankesfeuer sind Mittelpunkt ausgelassener Spiele, bei denen man allein oder mit seiner Liebsten oftmals über das Feuer springt und sich davon Reinigung und Gesundheit verspricht. Es ist der Sieg des Lichts über die Finsternis, wenn der längste Tag und die kürzeste Nacht des Jahres erreicht sind.

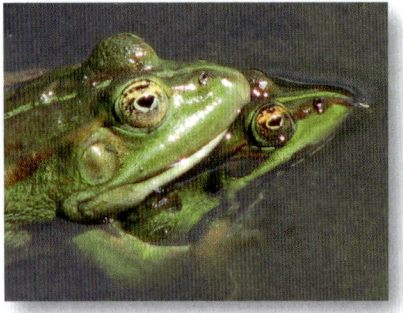

Froschhochzeit

Es fällt zu diesem Zeitpunkt ganz besonders leicht, die „andere Realität" zu sehen. Die Pforte zur geistigen und wesenhaften Welt ist jetzt sperrangelweit offen und viele Kontakte kommen wie von selbst zustande. Ebendies wird von den Räucherungen ungemein gefördert – unversehens erblickt man zum Beispiel vielleicht den Elfenkönig, der sich mit seinem Hofstaat in verzücktem Tanze dreht.

Es ist ein Moment, der auch den Blick in die Zukunft möglich macht. Von den so genannten Johanniswundern, aber auch überraschenden Unfällen wurde immer wieder berichtet. Die Licht- und Luftkräfte sind zu dieser Zeit derartig energetisiert, dass immer auch große Achtsamkeit angesagt ist. Luft ist Beweglichkeit und Veränderung. Das Sternzeichen Zwilling und sein Herrscher Merkur wechselt in den wässrigen Krebs mit starkem Mondeinfluss. Auch das Wasserelement ist zu diesem Zeitpunkt sehr wichtig. So sagt eine alte Bauernregel: *„Vor Johanni bitt' um Regen, danach kommt er ungelegen."* Vor Johanni paaren sich bei uns auch die grünen Teichfrösche, und sobald an einem warmen Tag die ersten Regentropfen fallen, stimmen sie alle in ein beeindruckendes Quakkonzert ein, das wie eine Ode an die Fruchtbarkeit klingt.

Wir finden nun auch den Brauch, am Abend vor der Mittsommernacht Teiche, Bäche oder Brunnen zu reinigen und zu segnen oder in Gewässern zu baden, um Unglück abzuwaschen.

In einem Ritual kann man sich jetzt fragen, ob das, was man sich für dieses Jahr vorgenommen hat, Früchte tragen wird. Es ist der Augenblick, um kritisch alles anzuschauen, denn genug Licht ist vorhanden und das Teichwasser ist jetzt glasklar und transparent. Jetzt gilt es zu erkennen, was nicht mehr gebraucht wird oder dem Vorhaben im Wege steht. Der Durchblick wird möglich und Entscheidungen können getroffen werden. Am wichtigsten ist, dass man jetzt zu seiner persönlichen Wahrheit steht und sich nicht länger aus reiner Gewohnheit etwas vormacht. Sonnenwende ist also auch ein Moment der Orientierung und markiert einen energetischen Umschwung. Da dies auch die Schwelle des Übergangs für den Sonnengott in die abnehmende Lichtkraft ist, war für die Kelten ein rituelles Blutopfer angezeigt, wie einige Forscher berichten. Die Kirche ließ diesen heidnischen Brauch dann in die Enthauptung Johannis des Täufers ummünzen, der ja als Verkünder Christi galt. So wurde es zum Johannistag und dem nach ihm benannten Johanni-Feuer. Der Brauch, in dieser Nacht neun bis neunundneunzig Kräuter zu sammeln, ist noch heute weit verbreitet. Johanniskraut mit seinem blutroten Saft ist sicher das wichtigste unter ihnen, aber auch die Königskerze und die Linde sowie der Holunder stehen jetzt in voller Blüte und bieten sich an. Den 9-Kräuter-Bündeln aus Pflanzen, die in dieser Nacht gepflückt werden, wird eine ganz besondere Schutz- und Heilkraft nachgesagt.

Ein besonders schönes Sonnenwendritual haben meine Frau und ich 2009 auf der Insel Rügen zu zweit erlebt. Wir veranstalteten ein mediterranes Picknick in einer neolithischen Grabstelle zwischen zwei mächtigen Menhiren. Käse, Baguette, Oliven, eingelegtes Gemüse und regionalen Rotwein von der Unstrut genießend, saßen wir an den Ost-Stein gelehnt und beobachteten die Sonne, wie sie langsam hinter dem West-Stein unterging. Durch das spezielle Licht der Dämmerung, den Räucherduft und eine Improvisation auf dem Saxophon zu Ehren des Augenblicks der Sonnenwende gerieten wir in eine ganz besondere Stimmung und konnten die Ahnenkraft, die dieser Ort ausstrahlt, deutlich wahrnehmen. Ich fühlte großen Respekt vor der Haltung der Vorfahren, die mit einfachsten Mitteln diese mächtigen, viele Tonnen schweren Steine dort zu Ehren ihrer

Ahnen aufgestellt hatten. Dass wir nach mehreren tausend Jahren und zu genau diesem besonderen Zeitpunkt dieser Kraft auf unsere Art nachspüren konnten, hat etwas Wesentliches in uns bewirkt. Entscheidungen, die in der zweiten Jahreshälfte zu treffen waren, warfen ihre Schatten voraus und es war hilfreich, diesen Moment so begehen zu können.

Geeignete Räucherstoffe in dieser Zeit sind: Baldrian, Beifuß, Dost, Eisenkraut, Giersch, Johanniskraut, Kalmuswurzel, Königskerze, Lärche, Lindenblüten, Mädesüß, Mammutbaum, Melisse, Mistel, Wildrose.

Schnitterfest

Lugnasad, Lammas

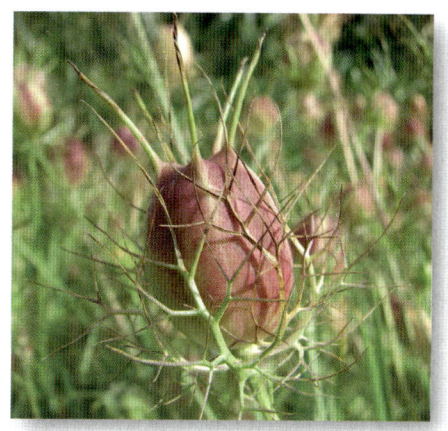

Hierbei handelt es sich um ein Feuerfest, auch Augustfeuer genannt, das ab dem obigen Datum bis zum Augustvollmond gefeiert wird. Volkstümliche Bezeichnungen sind auch „Erntemond" oder „Sichelmond". Da sich die Gestalt des Sonnengottes von Periode zu Periode verwandelt, ist mythologisch betrachtet das Sterben des einen die Inthronisierung des anderen. Somit wird im mächtigen Augustfeuer der milde Sonnengott Bel hingerichtet und der dunkelrot bis goldgelb leuchtende Lug übernimmt die Herrschaft zusammen mit seiner Begleiterin, der Matrone (Göttin der Reife und Ernte). Sie dauert über Mabon hinweg bis zum nächsten Mondfest Samhain. Dieses Götterpaar steht für die Vollendung und Erfüllung des natürlichen Kreislaufs in der Schöpfung und mit ihnen beginnt die Getreideernte. Was im Frühjahr ausgetrieben hat und dann befruchtet wurde, bekommt jetzt die Sonnenkraft, um zu reifen. Früchte und Beeren werden durch die Wärme und das Licht süß und die Saaten der Hülsenfrüchte schwellen an, Nüsse reifen an den Bäumen und die Fruchtstände werden üppig und schwer. Es ist die Zeit des Löwen mit der Sonne als Herrscherin, die auch Öle und Harze mit ätherischen Düften auflädt.

Durch das Schnitterfest wird die Erntezeit eingeläutet, die überall in Europa auf ähnlich traditionelle Weise gefeiert wird. Jetzt beginnt die Zeit der Fülle, denn unentwegt wird etwas eingebracht, Speicher und Keller beginnen sich zu füllen und möglichst sollte Trockenheit herrschen. Der Morgentau ist jetzt zur Wasserversorgung wichtig, denn es geht nicht mehr um das Wachsen, sondern nur noch um das Reifen.

Extreme Wetterphänomene wie Gewitter und Wolkenbruch werden in dieser Zeit wegen der Ernteschäden gefürchtet, bringen aber auch Kühlung in der Hochsommerhitze.

Dies ist ein guter Augenblick, um den Stand der eigenen Projekte auf ihren Reifegrad zu überprüfen und die Früchte des eigenen Handels zu begutachten. Was wir gesät haben, das müssen wir ernten, also schauen wir genau hin und übernehmen die Verantwortung für unsere Taten. Es wird uns stärken, wenn die Früchte reif und gesund sind, und es kann uns schwächen, wenn sie angefault oder unreif sind. Dadurch, dass wir unsere Fehler wahrnehmen, können wir aus ihnen lernen und erst dann frei entscheiden, was wir nun tun wollen. Nur so können wir als Menschen reifen.

Der Begriff „Lammas" leitet sich von dem angelsächsischen „loafmass" her, was „Brotlaib" bedeutet. Brot an diesem Festtag zu backen ist ein besonders empfehlenswertes Ritual, denn es transportiert eine tiefe Symbolik. Dies kommt auch in dem Märchen von Frau Holle zum Ausdruck, wenn die Brote aus dem Backofen rufen, dass sie herausgeholt werden wollen, weil sie fertig gebacken sind, und Goldmarie dieser Aufforderung sofort nachkommt. Später wird sie für ihr menschlich reifes Verhalten belohnt, während Pechmarie, die keinerlei Verantwortung für ihre Taten übernimmt und nur den eigenen Vorteil im Auge hat, bestraft wird.

Dem Brot, das an Lugnasad gebacken wird, sagt man eine besondere Heilkraft nach. So kann es von den Teilnehmern, mit positiven Affirmationen versehen, anschließend rituell und zu Ehren der Erntegottheit verzehrt werden.

In einer Räucherrunde kann man jetzt sehr gut die Fülle und ihren Gegenspieler, den Mangel, thematisieren. Jeder Teilnehmer formuliert, wie viel an Gutem und Wertvollem er sich zugesteht oder wo er eher im Mangel zu leben meint. Es wird sehr schnell deutlich, dass jede Form von Mangel der eigenen Vorstellung entspringt und dass es jedem Menschen frei steht, das Glas als halbvoll oder halbleer zu bezeichnen. Es geht darum, die eigene Autorität für das eigene Leben und Wohlergehen zu erkennen. Eine Fülle, die wir uns nicht vorstellen können, wird sich in der Realität auch nicht einstellen. Aber wir können uns erlauben, unsere Vorstellung von unbegrenzter, göttlicher Großzügigkeit zu erweitern, auch nachdem wir den Zenit des Lebens überschritten haben, wie es dieser Zeitpunkt auf dem Lebenskreis markiert.

Die christliche Religion hat das Erntebrauchtum insbesondere für die Heilkräuter mit „Mariae Himmelfahrt" am 15. August verbunden und die Kräuterweihe an diesem Tag begründet. Bis zu neunundneunzig verschiedene Kräuterarten wurden vor Sonnenaufgang gesammelt und zu einem Büschel gebündelt, das anschließend in der Kirche geweiht wurde. Es galt dann auch als besonders heilkräftig.

Wir ernten unsere Kräuter zum größten Teil auch in dieser Zeitphase und hängen sie kühl und schattig auf, um anschließend Bündel zu binden, Zöpfe zu flechten, das Mark aus Holunderzweigen zu kratzen und etliches mehr.

Für das Räuchern zu diesem Zeitpunkt empfehle ich: Eberraute, Eisenkraut, Iriswurzel, Jungfer-im-Grünen, Kiefer, Labkraut, Lindenblüten, Mädesüß, Mammutbaum, Mariengras, Melisse, Rainfarn, Rosmarin, Salbei und Süßdolde.

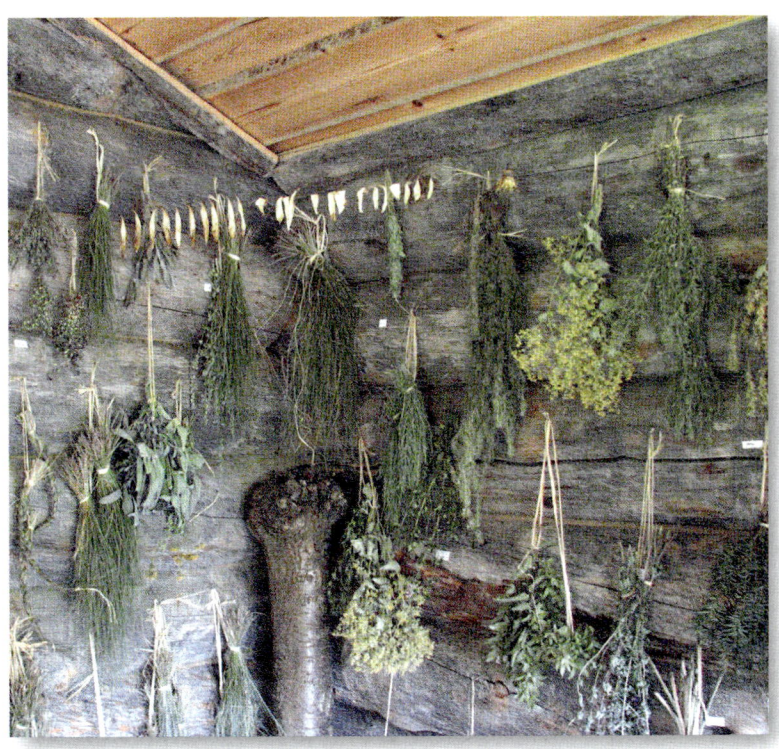

Trocknung der Kräuterernte

21.–22. September

Herbst-Tagundnachtgleiche

Alban Elved, Mabon, Erntedank

Wenn sich Licht und Dunkelheit zum Ende des Sommers die Waage halten, ist der Moment der Erfüllung gekommen. Der Sonnengott Lug und seine Matrone haben ihr Füllhorn ausgeschüttet und alle Gaben der Natur, wie Nüsse, Äpfel, Birnen, Holunderbeeren, Hagebutten und Weintrauben sind reichlich vorhanden. Sie werden nun geerntet und auf verschiedenste Weise verarbeitet, um sie für den zu erwartenden Winter in den Vorratskammern haltbar zu machen. Die Freude und Dankbarkeit über diese Geschenke drückt sich in den Feierlichkeiten zu Ehren der Erntegottheiten aus. Die Kirche hat mit dem Erntedankfest und den nach Region variierenden Kirchweih-Festen das heidnische Brauchtum im Jahreskreis integriert.

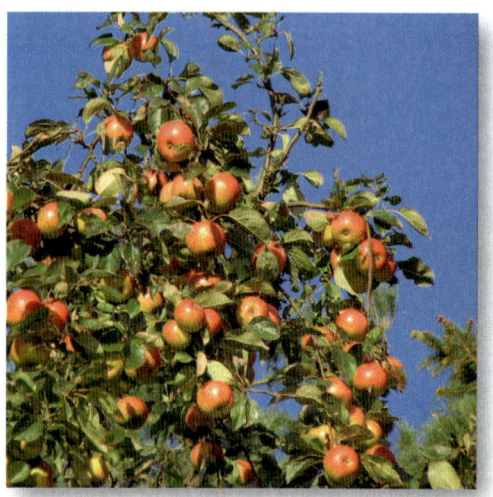

Gruß aus dem Apfelland

Insbesondere der Apfel ist ein Sinnbild für die göttliche Zuwendung und Fülle. Er wurde bereits von den Kelten als Symbol für das Resultat eines Lebenskreises geachtet. Als Frucht des Sonnenuntergangs im Westen gibt es wohl eine Verbindung zu ihrem mystischen Land Avalon im Sinne von „Apfelland" als nächstem Ziel der Seelenwanderung. Dieser Zeitpunkt leitet die Abschlussphase eines Lebenskreises ein. In wunderbaren Farbskalen von goldgelb über rot bis violett zeigt sich die Schönheit eines gelebten Lebens. Astrologisch steht das Jahr jetzt in der Waage unter der Herrschaft der Venus.

Nun geht es darum, ein Resümee zu ziehen. Das, was erreicht wurde, soll geschätzt werden, und Ordnung, Harmonie und Ausgleich sollen hergestellt werden, damit man auf eine neue Phase auf der anderen Seite gut vorbereitet ist.

Besonders wichtig ist in diesem Zusammenhang das Teilen, was ebenso Geben wie Nehmen bedeutet. Großzügigkeit und Dankbarkeit sind die großen, heilenden Kräfte zu diesem Zeitpunkt.

Man sieht die Schönheit dieses Moments mit anderen Augen, wenn man ein Räucherritual durchführt, das den inneren Blick auf diese Heilkraft richtet. Es lädt ein, im Rückblick zu schauen, was das Jahr an wichtigen Erfahrungen gebracht hat. Man lässt die schönen Erlebnisse noch einmal innerlich Revue passieren und nimmt die weniger schönen Momente in ihrer tieferen Bedeutung an. Was abgelehnt wird, bleibt unerlöst. Wir erkennen in diesem Ritual die Relevanz von Mitgefühl und Vergebung für das eigene Heil.

Der Wein hat eine schöne Symbolik, wenn man den bekannten Spruch „in vino veritas" („Im Wein ist Wahrheit") wörtlich nimmt. Ist der Wein doch ein Synonym für die Essenz, die auf der Seelenebene heranreift, und ist es doch die Offenbarung der Liebe Gottes, wenn Jesus Wasser in Wein verwandelt. All dies steht in Bezug zu dem nun bevorstehenden Übergang und dem bedeutungsvollen Blick auf das Wesentliche hinter den Erfahrungen des ausklingenden Zyklus, die jetzt ausgewertet werden sollen.

Empfehlenswerte Räucherpflanzen sind: Balsampappel, Beinwellwurzel, Bergbohnenkraut, Eberraute, Frauenmantel, Jungfer-im-Grünen, Labkraut, Lärche, Lindenblüten, Melisse, Mohn, Rainfarn, Süßdolde, Wildrose.

1. November

Samhain

Das vierte Mondfest des Jahres steht Beltane, dem Fest der Ekstase, genau gegenüber und ist von Einkehr geprägt. Die Kraft der Sonne hat erheblich nachgelassen und die Tage werden trüb und grau. Der Skorpion wirkt jetzt im Tierkreis und sein Herrscher Pluto trägt einen der vielen Namen der Götter der Unterwelt. Im alten Griechenland nannte man sie Hades und Hekate. Für die Kelten verwandelt sich Lug, der mittlerweile sehr geschwächte Feuergott, jetzt zum schwarzen Samhain. Die Vegetationsgöttin folgt ihm in Gestalt der Totengöttin Morrigan in die dunklen, unterirdischen Gefilde, um die Samen und Seelen von Mensch und Tier in der dunklen Zeit zu hüten.

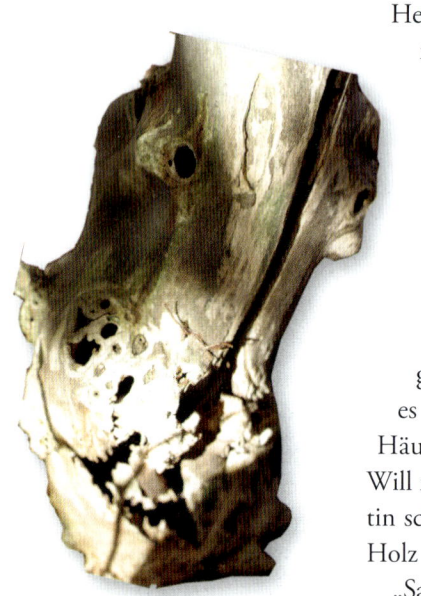

Holunderwurzelstamm

Die Ernte ist vorbei und jetzt wird in der Oberwelt nur noch geschlachtet und gejagt. Die Natur erstarrt zunehmend und es wird Holz geschlagen, um die Feuer in den Häusern den Winter über nähren zu können. Will man jetzt noch eine Brücke zu der Lichtgöttin schlagen, dann kann man im Wald neunerlei Holz sammeln und ein rituelles Feuer entzünden. „Sammeln" ist das passende Stichwort für diesen Zeitpunkt. Ebenso wie die Vorräte in den Kellern, Kammern und Speichern jetzt sicher gelagert sind, so soll der Mensch sich innerlich sammeln, um für die dunkle Zeit vorbereitet zu sein. Mit Samhain öffnet sich ein Korridor, der den Seelen der Verstorbenen und allen Geistern aus der Anderswelt für eine gewisse Zeit direkten Zugang zur Menschenwelt möglich macht.

Ein wenig gleicht dieser Korridor dem biblischen Fegefeuer nach dem Tode, das von allen Verhaftungen reinwaschen soll. So dient ein rituelles Feuer mit Opfergaben zu diesem Anlass dem Zweck, sich von Lasten aus der Vergangenheit zu befreien.

Halloween ist letztlich Überbleibsel des alten, heidnischen Brauchs, mit der Präsenz der Geister Schabernack zu treiben, um die Furcht zu überspielen. Mit Rüben oder ausgehöhlten Kürbissen, in die Gesichter hineingeschnitten und die mit Kerzenlicht ausgeleuchtet werden, sollen die Menschen ein wenig erschreckt werden, damit sie etwas geben. So sind die Kinder fleißig dabei, (Opfer-)Gaben in Form von Süßigkeiten oder kleinen Geschenken einzufordern.

Sterben und Loslassen sind die Themen dieser Zeit und das kirchliche Fest Allerheiligen/Allerseelen hat genau diese Energie in die christliche Form übernommen. Alles Überflüssige fällt jetzt weg und nur die essenziellen Werte stehen im Fokus, um eine Neugeburt in Reinheit und Klarheit vorzubereiten. Loslassen ist nicht ganz einfach, deshalb stellt diese Zeit eine Herausforderung dar. Viele Menschen kapitulieren, fallen in Depressionen und fühlen sich antriebslos. Eine statistisch hohe Zahl alter Menschen stirbt in der Zeitphase nach Samhain eines mehr oder weniger natürlichen Todes. So war es immer schon.

Für die Kelten war der Übergang zwischen Leben und Tod weit weniger erschreckend als für den Durchschnittsmenschen unserer Zeit. Schon die alten Römer fürchteten diese besondere Qualität. Mussten sie doch in ihren Schlachten gegen Kelten beiderlei Geschlechts kämpfen, die lachend in den Tod gingen.

Es gibt schöne Möglichkeiten, zu Samhain Räucher- und Feuerrituale durchzuführen, die die Todesnähe mit einbeziehen. Es gehört zu den ersten schamanischen Lektionen, den eigenen Tod als Begleiter durch das Leben zu akzeptieren.

Etwas loszulassen geschieht nicht gefühllos – es ist sogar wichtig, den Emotionen ihren Raum zu geben. Wer Trauer zulassen kann, wird feststellen, dass dadurch Energie entsteht, die sehr hilfreich ist. Unterdrückte Trauer hingegen blockiert ungemein. Insbesondere Holunder kann blockierte Trauer auflösen, wie der Drachenkopf oder das Streitross oder vielleicht sogar der Hirschgott signalisiert, den wir mit etwas Phantasie in dem toten Holunderwurzelstamm auf der vorigen Seite erkennen können. Solches Holz hatten wir für ein Feuerritual gesammelt, das aus vier Feuern bestand, die wir nacheinander an vier Eckpunkten unseres Grundstücks anzündeten. Sie waren dem Schutzgeist des Ortes gewidmet. Jedes der ersten drei Feuer repräsentierte eine der drei Nornen, mythische Frauengestalten unserer germanischen Vorfahren, die das Schicksal bestimmten. Das vierte Feuer verwies auf ihre Einheit in der Erd- und Himmelsmutter Holle.

Beim ersten Feuer wurde zunächst eine 9-Kräuter-Mischung der Norne Urd geräuchert, dann führten alle Teilnehmer ihre Ahnen in den inneren Kreis zwischen sich und das Feuer, übergaben ihre Lasten der Vergangenheit und boten ihnen an, in Liebe durch die Transformation des Feuers zu gehen. Ob sie das Angebot annahmen oder nicht, spielte keine Rolle.

Beim nächsten Feuer wurden die neun Kräuter der Norne Verdandi geräuchert und die Gruppe wurde zu einer Einstimmung auf die Bedeutung der Gegenwart aufgefordert. Es galt alles anzuschauen, was vielleicht traurig, aber trotzdem schön ist. Mit der Schönheit der Schöpfung vor Augen ist es möglich, versteckte Ängste und Mangelgefühle in das Feuer zu geben. Das Dunkle verliert durch liebevolle Betrachtung seine Macht.

Am dritten Feuer der Norne Skuld wurden wir von dem aromatischen Rauch ihrer 9-Kräuter-Mischung empfangen und eingeladen, alle Vorstellungen von richtig und falsch gehen zu lassen. Den zukünftigen Situationen in einem permanenten Jetzt zu begegnen, lässt einen großen Freiraum entstehen. Jeder Moment verwandelt sich dadurch in ein weißes Blatt Papier, das bereit ist für einen neuen, lebendigen Eintrag.

Das vierte Feuer war das größte. Wir fachten es mit totem Holunderholz an und begaben uns in die Position der Rune MAN, um unser Menschsein als Einheit aller drei vorhergehenden Aspekte zu feiern. Man reckt die Arme dabei in einer empfangenden Geste zum Himmel und bildet so die Form eines Ypsilons.

Es wurde in der Folge erstaunlich leicht und lustig an diesem Feuer und wir waren bereit, das Neue in jeder Hinsicht willkommen zu heißen.

Als Räucherpflanzen passen hier besonders: Angelika, Birkenrinde, Eibe, Gundermann, Holunder, Immergrün, Iriswurzel, Lavendel, Lebensbaum, Mistel, Mohn, Quendel, Stechapfel, Stechpalme, Weide und Wermut.

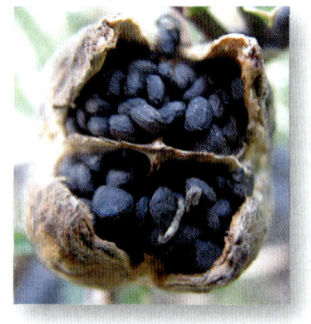

Stechapfelsaat

Wintersonnenwende

Alban Arthan, Julfest

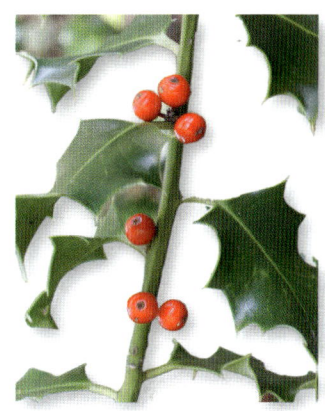

Stechpalme

Dies ist der Zeitpunkt, zu dem die Dunkelheit ihren tiefsten Punkt erreicht. Die Wärme spendende Sonne hat all ihre Kraft verloren. Der zu Samhain an die Macht gelangte Fürst der Dunkelheit hat jetzt den Höhepunkt seiner Herrschaft erreicht und wir dürfen uns die Sonnengöttin in Gestalt der dunklen Morrigan vorstellen, die zu diesem Zeitpunkt in ihrem unterirdischen Reich das Sonnenkind neu gebiert.

„Jul" heißt in seiner skandinavischen Urbedeutung „Rad". Damit ist der Jahreslauf gemeint. Die Menschen feierten diesen Zeitpunkt seit Urzeiten als die Geburt eines neuen Jahreslaufs, für den sie Fruchtbarkeit und gutes Gelingen ihrer Vorhaben erbaten.

Die vier Lichtfeste des Jahres orientieren sich am Sonnenlauf mit den beiden Sonnenwendfesten und den dazwischen liegenden Tag- und Nachtgleichen. Die Wintersonnenwende ist das letzte und erste Lichtfest zugleich in diesem Kreislauf, denn von diesem Augenblick an werden die Tage wieder länger und das neu geborene Kind des Lichts wächst heran.

Für uns kann es ein Augenblick der Besinnung sein. Von der Gegenwart aus schauen wir zurück und blicken nach vorn. Sich dabei von der Dreifaltigkeit der Erd- und Himmelsgöttin Holle begleiten zu lassen, kann ich sehr empfehlen. Die drei Nornen Urd, Verdandi und Skuld als Allegorien von Vergangenheit, Gegenwart und Zukunft lassen sich rituell mit entsprechenden Räuchermischungen auch jetzt besonders gut anrufen.

Diese Zeitphase ist wie eine Passage durch den Tod in das neue Leben. Wir reinigen unser Herz und erlauben uns, dort das Licht der Liebe zu entzünden. In Dankbarkeit geben wir zurück, was uns an Liebe geschenkt wurde; oder wir transformieren alles das, was wir an Sorge, Leid und Schmerz erlitten haben, und verwandeln es in Kraft und Kreativität.

Krankheit nehmen wir an und erkennen die tiefe Botschaft in ihr. Eifersucht, Neid und Hass werden zu Verständnis, Großzügigkeit und

Akzeptanz. Wir haben es in der Hand, unsere Gebundenheit in Freiheit umzuwandeln – wir haben die Wahl.

An diesem Tag in die Natur zu gehen und mit besonders liebevoller Haltung den schlafenden Pflanzen unseren Gruß zu schicken, ist sehr eindrucksvoll. Man spürt, wie sie sich auch im Schlaf freuen können. Ich habe als Ritual Mistelsaat auf ausgewählte Bäume in meinem Garten gesetzt und begleitende Wünsche mitgegeben. Die Mistel selbst symbolisiert mit ihrer Winterfrucht die Ungebundenheit zwischen Himmel und Erde. Wünsche, die man unter dem Mistelzweig formuliert, haben eine besondere Neigung, sich zu verwirklichen. Ich werde sehen, ob die Saat aufgeht.

Das Weihnachtsfest als christliche Adaption dieses besonderen, natürlichen Zeitpunkts hat seine Bedeutung ebenfalls in der guten Botschaft von Licht und Liebe. Der neugeborene Heiland entspricht ja durchaus auch dem Kind der Sonne. Den Tannenbaum können wir als ein Symbol der Dankbarkeit betrachten. Die brennenden Kerzen und der Schmuck sind Ausdruck für unsere Liebe, die wir im Augenblick tiefster Dunkelheit an den Kosmos zurückgeben.

Gut räuchern lassen sich an diesem Zeitpunkt zum Beispiel: Mistel, Beifuß, Kiefernrinde, Alantwurzel, Balsampappel, Fenchel, Holunder, Johanniskraut, Königskerze, Stechpalme, Mariengras, Mammutbaum, Wacholderspitzen und Tanne.

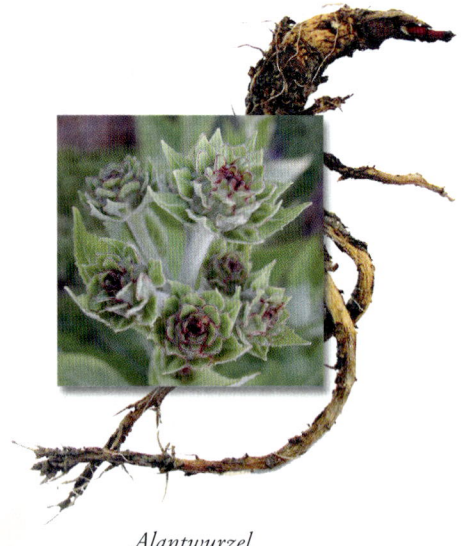

Alantwurzel

9-Kräuter-Magie

Die keltische Weltsicht mit ihrer Nähe zu den Naturkräften, Elementargeistern, Wichteln, Zwergen, Elfen, Feen, Nixen, Sirenen, Salamandern, Fünkchen und den vielen anderen Wesenheiten der Anderswelt ist im Siegeszug der rationalen Aufklärung fast gänzlich verloren gegangen. Unter der Alleinherrschaft von Vernunft und Wissenschaft haben wir auch den Kontakt zur beseelten Natur verloren.

Diese Herrschaft ist jetzt vorüber und es scheint mir, als würde die magische Wahrnehmung von Naturheilserfahrungen wieder in unserem Bewusstsein Gestalt annehmen. Ein neuer Zeitzyklus beginnt und Naturwesen zeigen sich den Menschen wieder. Dieses „Erscheinen" geschieht auf wundersame Art und Weise und wird von Mensch zu Mensch verschieden erlebt. Dazu muss man seinen intuitiven Fähigkeiten Raum geben und erst einmal zulassen, dass es Dinge zwischen Himmel und Erde gibt, die mit dem Verstand nicht zu begreifen sind.

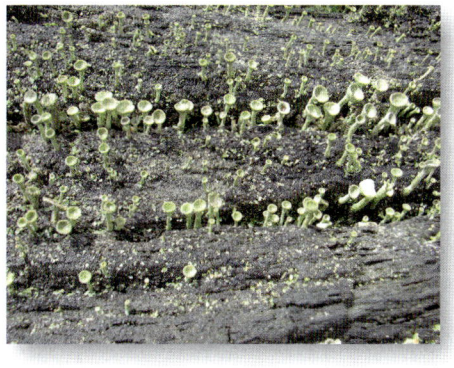

Auf dem Grasdach unseres Blockhauses, das für mich zum Zentrum der Begegnung mit dem „Kleinen Volk" (wie die Naturwesen traditionell auch bezeichnet wurden) geworden ist, bekam ich so einen intuitiven Eindruck dieser Seins-Ebene geschenkt.

Hin und wieder steige ich auf das Dach, weil es im besten Sinne ein Ort zwischen Himmel und Erde ist, von dem aus sich einerseits umfassende Perspektiven auf das ganze Gelände eröffnen und andererseits die kleine Welt mit ihrer Lebensgemeinschaft dort oben einen besonderen Reiz auf den Betrachter ausübt.

Dieses Mal fiel mein Blick auf ein verwittertes Stück Holz, das im Prozess der Rückkehr zu Mutter Erde von einer Pilzgemeinschaft unterstützt wurde. Im selben Augenblick verschob sich mein Blickwinkel und ich „sah" eine Vielzahl von Erdwesen, die ihre Fanfaren aus dem Boden zum Himmel richteten und einen kräftigen Tusch zum Lob der Schöpfung darbrachten.

Augenblicke wie diese sind unbezahlbar und schaffen eine tiefe Verbindung zwischen den Welten.

Mit derlei Bildern gelingt es mir am besten, den Kontakt zu den feineren Dimensionen des Seins herzustellen; auch intuitive Fähigkeiten lassen sich mit bildhafter Symbolik am besten schulen.

Ich benutze aus diesem Grund neun Torbilder, von denen jedes wie ein spezifischer Durchgang in die innere Welt gemeint ist. Jedes dieser Tore birgt eine Möglichkeit, in die Anderswelt zu gelangen.

Steht eine Pflanze mit ihrer Botschaft aus kultureller, medizinischer oder spiritueller Sicht in Resonanz zu einem dieser Tore, dann wirkt sie dort wie ein Schlüssel oder Führer.

Nehme ich für jedes Tor eine Pflanze und füge sie in einer rituellen Handlung zusammen, dann erhalte ich eine magische Kräutermischung. Jede Pflanze hilft an einem der Tore, den Kontakt zur Mitte zu halten.

Warum gerade neun Pflanzen?

Immer wieder stoßen wir bei der Suche nach unseren ethnischen Wurzeln in der Heilkräuterlehre auf Rezepturen oder rituelle Zusammenstellungen aus neun Komponenten. Die Zahl Neun wurde auch von den Kelten als heilige Zahl gesehen. Man sammelte im Frühjahr die „Grüne Neune", eine Zusammenstellung aus neun jungen, vitalisierenden Kräutern, wie zum Beispiel Vogelmiere, Giersch, Gundermann, Brennnessel, Bärlauch, Löwenzahn, Sauerampfer, Gänseblümchen und Wegwarte, um aus ihnen ein kräftigendes und reinigendes Süppchen zu kochen, das hilft, die Schwere und Trägheit des Winters abzustreifen.

Pflanzen sind seit Menschengedenken die Helfer des Menschen gewesen, sei es für die Ernährung, Bekleidung, Reinigung oder Heilung. Die weisen Kräuterfrauen wussten um die Kraft der Neun, deshalb war sie das Ergebnis des Hexeneinmaleins „Drei mal drei ist Neune".

Zur Erntezeit wurden 9-Kräuter-Büschel als besonders heilkräftig betrachtet. Neunerlei Holz wurde gesammelt, um beim Verbrennen eine besondere Wärmeenergie freizusetzen und damit die Präsenz der Sonne zu schaffen. Durch die Zahl Neun wurde offenbar immer auf geheimnisvolle Weise Energie generiert. In der keltischen Mythologie war die Drei die magische Zahl schlechthin. Jeder geschlossene Kreis konnte in drei Etappen unterteilt werden, die zusammen eine Einheit bildeten.

Die drei Nornen spinnen sinnbildlich das Schicksal eines Menschen und verkörpern die drei Aspekte der großen Muttergottheit Holle, der Herrscherin über die Zeit. So, wie Vergangenheit und Zukunft in der Gegenwart verschmelzen, werden zwei Gegensätze durch den dritten Aspekt vereint. Die Drei erschafft Realität, und nicht zuletzt deshalb werden in den Märchen die Zauberformeln immer dreimal gesprochen, um ihre Wirksamkeit zu entfalten.

Dreimal die Drei symbolisiert in der Zahlenmystik das zugrunde liegende Gesetz des Lebens, das sich in Zeitphasen entfaltet. Als Sinnbild eines geschlossenen Kreises bedeutet drei mal drei Ganzheit und Vollendung. Deshalb sind 9-Kräuter-Bündel für die verschiedensten magisch-rituellen Zwecke verwendet worden, um eine fruchtbare Entwicklung sichern zu helfen oder üble Einflüsse abzuwehren.

Ich habe vor vielen Jahren die Neun zur Grundlage meiner spirituellen Arbeit gemacht, weil ich die Magie gespürt habe, die von dieser Zahl ausgeht.

Neun Monate dauert der Prozess von der Empfängnis bis zur Geburt. Der 9er-Zyklus birgt also eine Energie für den Menschen, die hilft, neue Möglichkeiten geschützt heranreifen zu lassen. Etwas, das verwirklicht werden soll, bekommt einen dynamischen Input, könnte man auf neudeutsch sagen. Wenn wir sensibel hineinspüren, bemerken wir göttlichen Einfluss, denn im Schutz und im Bewahren spiegelt sich das Göttliche ebenso wie im „Kick" für den kreativen Prozess in das Neue.

Wir dürfen uns der inneren Führung überlassen, wenn wir mit der Neun arbeiten. Richtiger sollte ich hier „spielen" sagen, denn das Wunder geschieht von alleine. Oft ist es auch so, dass Tore sich auf spielerische Art viel besser öffnen lassen.

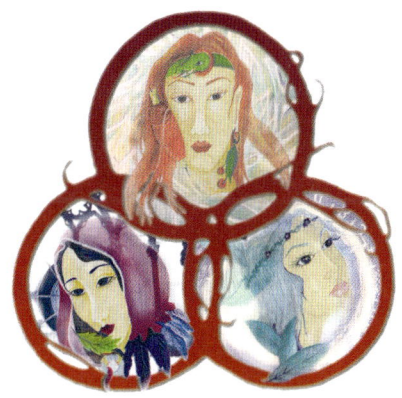

Die drei Nornen
© Denisa Vadala

Die heilige Zahl Neun im Jahreskreis

In meinem Kartenset „Die Pflanzenhelfer" gibt es neun spirituelle Tore. Ich verwende diese Tore auch hier bei den heimischen Pflanzen als Symbole für eine mögliche Zuordnung. Es sind Vorschläge dafür, an welchem Tor die jeweilige Pflanze gut eingesetzt werden kann.

Wenn ich nun meinen persönlichen Jahreskreis legen will, um daraus vielleicht eine individuelle 9-Kräuter-Mischung herzustellen, dann lässt sich das mit den Toren sehr gut durchführen.

Zunächst aber eine kurze Erklärung zu der Verbindung zwischen Toren und Jahreskreis.

Die Tore repräsentieren ebenso wie der Jahreslauf einen Lebenszyklus mit Stationen. Der Kreislauf der Natur innerhalb eines Jahres repräsentiert auch den Ablauf eines Menschenlebens mit der Kindheit über Imbolc (Mond) zur Pubertät an Ostara (Merkur) und der Adoleszenz zu Beltane (Venus). Die Sommersonnenwende stellt die Lebensmitte (Sonne) dar und Lugnasad (Mars) die Reifezeit bis Mabon (Jupiter), wenn die Ernte eingebracht wird und das Alter vor der Tür steht, das ab Samhain (Saturn) dann den Lebenskreis abschließt. Ein solcher Kreis kann auch mit den Toren nachvollzogen werden.

Wenn wir uns im Jahreskreis bewegen, dann sind wir mit dem Zentrum verbunden. Das Zentrum verkörpert nach keltischer Mythologie das Ungeformte, Essenzielle, das Potenzial und somit das Göttliche. Wenn ich das Ungeformte im Zentrum mit dem **Tor der Werte** belege, dessen Heilige Idee die Liebe ist, dann bewege ich mich im magischen Kreis der NEUN.

Dieses Tor enthält wie die Zahl Neun in sich potentiell alle Werte des Kreises.

Verteile ich die anderen Tore auf die acht Jahresfeste, dann wird jedes dieser Feste zu einem Durchgang zu den wahren Werten und ist von der Liebe getragen.

Am Ende jeder Pflanzenbeschreibung ordne ich die jeweilige Pflanze einem der Tore zu, mit dem sie eine besondere Verbindung hat.

Nehme ich wie unten abgebildet die Tore als ursprüngliche Anordnung im Jahreskreis, dann kann ich jeweils eine Pflanze wählen, die dem Tor zugeordnet ist und erhalte so eine magische 9-Kräuter-Komposition, die mir helfen kann, in die Liebe und die Anerkennung meiner selbst zu kommen, was die zentralen Themen am Tor der Werte sind.

Hat man ein bestimmtes Anliegen, das mit einer magischen Räucherung unterstützt werden soll, dann schaut man, welcher hohe Wert (heilige Idee) zu dem Anliegen passt, legt das entsprechende Tor in die Mitte und verteilt die anderen Tore auf die acht Feste. Damit stimmen wir uns auf das Anliegen ein. Durch dieses Legen tritt es in Resonanz zur Pflanzenkomposition, die wir in der Folge zusammenstellen können. Aus eigener Erfahrung kann ich sagen, dass das rituelle Räuchern dieser Komposition Erstaunliches bewirkt.

Will man eine individuelle Pflanzenkomposition zusammenstellen, dann wählt man ein Tor für sich selbst und platziert es in die Mitte des Kreises und alle anderen darum herum. Damit wird das eigene Sein zum Mittelpunkt. Im Anschluss wählt man die Pflanzen der Tore und denkt darüber nach, was ihre Botschaft für einen selbst bedeutet. Oder man lässt sich inspirieren, nach welchen Pflanzen man in der Natur Ausschau halten könnte, um eine persönliche 9-Pflanzen-Mischung auf magisch-spielerische Weise entstehen zu lassen.

Man kann auch einen Jahreskreis im 9er-Zyklus räuchern, indem zunächst die Pflanze des Anliegens oder des persönlichen Tores in der Mitte geräuchert und danach der Jahreskreis vollzogen wird. Man geht mit den Pflanzen der Tore Schritt für Schritt durch die Feste eines imaginierten Jahres. Das ist ein starkes Ritual für die Verwirklichung seiner selbst oder des Anliegens. Mit Räucherungen begleiten wir Wandlungsprozesse, hier benutzen wir das Rad der Wandlungen, um im eigenen Leben etwas voranzubringen, das möglicherweise ins Stocken geraten ist.

Um die unterschiedlichen Themen der Tore zu verdeutlichen, beschreibe ich sie anschließend in Kurzform und hebe ihren jeweiligen hohen Wert hervor. Tiefer gehendes Verständnis kommt von alleine, wenn mit dem Ennearom-System gearbeitet wird.

Tore im Jahreskreis

Das Tor der Werte

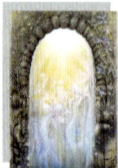

An diesem Tor verbinden sich Anfang und Ende. Hier inkarniert sich die Seele und hier verlässt sie die materielle Ebene auch wieder. Alles, was in Erscheinung tritt, ist der **Liebe** wert, sonst würde es nicht erscheinen. Das macht die **Liebe** zum höchsten Prinzip an diesem Tor. Alles darf so sein, wie es ist. Man braucht nur den zugrunde liegenden Wert zu sehen, dann kann man es erkennen. Mitgefühl und Vergebung sind die begleitenden Hilfskräfte der **Liebe**.

Zugeordnete Pflanzen: Holunder, Iriswurzel, Kalmuswurzel, Mammutbaum, Mistel, Weidenrinde.

Das Tor der Ideale

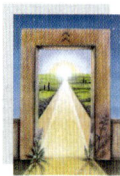

Dieses Tor schenkt den klaren Blick und weist den Weg zur **Vollendung** im Geiste. Alles ist perfekt so, wie es ist. Man steht aber erst am Beginn der Lebensreise. Die Seele ist inkarniert und ein neuer Zyklus beginnt. Der Blick auf das **Wesentliche** wird helfen, alle Bedingungen in ihrer höchsten **Perfektion** sehen zu können. Wohlwollen und Nachsicht müssen entwickelt werden, um die Gnade zu erkennen, die jeder schwierig erscheinenden Situation zugrunde liegt.

Zugeordnete Pflanzen: Baldrian, Eibe, Hainbuche, Lebensbaum, Salbei, Stechapfel.

Das Tor der Großzügigkeit

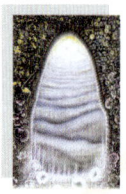

Dieses Tor zeigt, worin die **Freiheit** in Wahrheit gefunden wird. Hier ist die Reinheit der eigenen Motive von großer Bedeutung. Worauf ist der eigene **Wille** gerichtet und gegen was wehrt man sich noch? Es wird jetzt geklärt, welche dunkle und versteckte Notwendigkeit noch nicht losgelassen werden kann. Jetzt ist der Moment für die Hingabe in **Demut** an den heiligen Willen des Schöpfers, von dem wir alle ein untrennbarer Teil sind. Das bringt **Unabhängigkeit** und wahre innere und äußere **Freiheit**, die unermessliche Güte auch selber annehmen zu können.

Zugeordnete Pflanzen: Beinwell, Fenchelsaat, Frauenmantel, Gundermann, Labkraut, Mädesüß.

Das Tor der Inspiration

Dieses Tor zeigt, wie die Transformation funktioniert und wie die Gesetzmäßigkeiten harmonisch ineinander greifen. Es ist die gute Botschaft der **Hoffnung,** die hier empfangen werden kann. Man schaut dem Neuen entgegen, was mit großer Faszination einhergeht und Erfüllung verspricht. Hier lernt man der Entfaltung ihren Lauf zu lassen. **Harmonie** kann nicht gewollt oder erzwungen werden, sie entsteht aus sich selbst und aus dem ihr innewohnenden **Gesetz.**

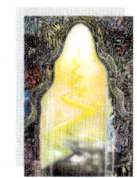

Zugeordnete Pflanzen: Lindenblüten, Mariengras, Rundblattminze, Süßdolde, Waldmeister, Wildrose.

Das Tor der Kreativität

Dieses Tor eröffnet den tiefsten Kontakt zum eigenen **Ursprung** und man fühlt sich nicht mehr fremd und heimatlos. Wo vorher ein unruhiges Streben nach Rückverbindung an etwas Verlorenes herrschte, ist jetzt eine ungestörte Verbindung hergestellt. Sie lässt einen erfahren, dass das Wunder des schöpferischen Seins immer und in jedem Augenblick als **Quelle** im Inneren fließt und als lustvolle Erfahrung untrennbar mit jedem verbunden ist.

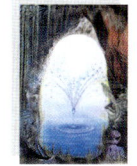

Zugeordnete Pflanzen: Balsampappel, Engelwurz, Mohn, Muskatellersalbei, Rainfarn, Wermut.

Das Tor der Erkenntnis

Dieses Tor erlaubt den Schritt in die **Transparenz.** Alles, was verborgen war, wird jetzt offensichtlich und klar. Das ganze Wissen dieser Welt und aller Welten zusammen ist in diesem Moment verfügbar und ermöglicht uns **Allwissenheit.** Das Größte wird im Kleinsten sichtbar, deutlich erkennen wir, wie alles miteinander zu einem großen, kosmischen Mysterienspiel verwoben ist. Die eigenen Grenzen werden jetzt bedeutungslos. Das ist der Moment, der die „Quintessenz", von der die alchemistische Lehre spricht, als eine Energie erfahren lässt, die hinter allem Leben auf unserer Erde wirkt.

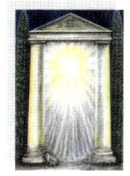

Zugeordnete Pflanzen: Alantwurzel, Birkenrinde, Immergrün, Lavendel, Quendel, Wacholderbeeren.

Das Tor der Zuversicht

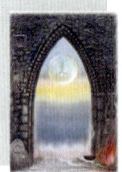

Dieses Tor lädt ein, die Vision vom eigenen Leben zu empfangen. Hier geht es darum, den **Glauben** zu Gewissheit werden zu lassen. Es ist ein tiefes, inneres Wissen, das auf dem Boden des **Vertrauens** gewachsen ist, welches uns hier geschenkt wird. Um sich selbst **Kraft** zuzutrauen, braucht man Erfahrungen, die in diesem Wissen wurzeln und die über jeden Zweifel erhaben sind. Es ist ein Wissen des Herzens, durch das wir an Vitalität gewinnen. Ist man sich seiner gewahr, dann stellt sich auch der **Mut** ein, Spannungen zu nutzen, um das Lebensziel zu erreichen.

Zugeordnete Pflanzen: Eberraute, Eisenkraut, Johanniskraut, Königskerze, Lärche, Melisse.

Das Tor des Lernens

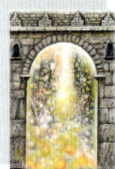

Dieses Tor ermuntert zum Eintritt in eine Welt der Fülle im Bewusstsein der Tatsache, dass dies dem großen **Plan** entspricht. Mit dem Überfluss auf gute Art umzugehen, wird mit **Weisheit** belohnt. Es bedeutet, im Jetzt zu sein und in der Gegenwart die **Arbeit** zu verrichten, die angezeigt ist. So kann man alle gegebenen Möglichkeiten unmittelbar nutzen ohne einen rationalen Tunnelblick einzunehmen, der die Vergangenheit misst, um die Zukunft zu bestimmen. Mit der Erfahrung unbegrenzter Gegenwart gelangen wir in die Wahrnehmung wirklicher Zeit.

Zugeordnete Pflanzen: Bilsenkraut, Dost, Giersch, Jungfer-im-Grünen, Kiefer, Rosmarin.

Das Tor der Kraft

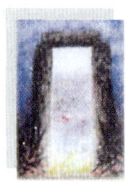

Dieses Tor erzwingt einen Blick auf das Innere (Yin) unter der Macht des Äußeren (Yang) und lässt die **Wahrheit** offenbar werden. Das **Eine** kann nicht vom Anderen getrennt werden. Jegliche Hierarchie des Seins und die dafür notwendigen Polaritäten lösen sich auf. Getrennte Existenz gibt es in **Wahrheit** nicht. Wer im So-Sein einer Erscheinung die grenzenlose Dimension dahinter wahrnehmen kann, wird eine starke **Präsenz** spüren, die Tiefe und Leichtigkeit zugleich auslöst. Hier gibt es nur noch reine Gegenwärtigkeit, die keinen Platz mehr für irgendwelche Schuld lässt.

Zugeordnete Pflanzen: Beifuß, Bergbohnenkraut, Brunnenkresse, Gingko, Sonnenhut, Stechapfel.

Urbilder der Pflanzenbestimmung

Das Licht unserer Sonne, so wie aller Fixsterne aus der Unendlichkeit des Universums, strahlt Informationen aus, die das Leben auf unserer Erde prägen. Diese Informationen werden von den anderen Planeten unseres Sonnensystems in ihrer Qualität beeinflusst und abgewandelt. Da das Licht als Urquelle des Lebensprozesses in der Pflanzenwelt gilt, erkennt man im Erscheinungsbild der Pflanzen auch diese planetaren Einflüsse wieder. Sie werden von jeher als Kriterium zur Bestimmung der den Pflanzen innewohnenden Wirkungs- und Heilungsenergie herangezogen.

Die sieben sichtbaren Planeten, auch Wandelsterne genannt, dienten dem Menschen schon von jeher als symbolhafte Zeichen für die innere Qualität der Pflanze, wie sie sich in ihrer Gestalt, ihrem Wuchsverhalten, ihrem Duft und ihrer Farbe widerspiegelt. Man nennt es „die Signatur" der Pflanze, die den planetaren Einfluss in ihrem äußeren Auftreten für den Menschen erfahrbar macht.

Es geht hierbei um eine subtile Form der Wahrnehmung, die immer auch verschiedene Interpretationen zulässt. Nicht allein die Tatsache, dass ein Melissenblatt eine angedeutete Herzform aufweist, macht sie zu einer Herzpflanze, sondern ihre samtige, weiche Erscheinung bis zu ihrem Duft. Alles an ihr ist wie eine sanfte Liebkosung und trägt die Signatur der Venus. Nun gibt es sicher auch Menschen, die Sonne und Merkur in der Melisse erkennen, das ist auch zu akzeptieren. Rudolf Steiner legte nahe, man solle zuerst die Hellsichtigkeit erüben, bevor man sich an die Pflanzenbestimmung mache. Damit wird einmal mehr klar, dass dogmatische Aussagen hier nicht angebracht sind. Jeder Planet ist in jeder Pflanze auf die eine oder andere Art wirksam. Es geht vielmehr darum, eben genau die Qualität in der Pflanze zu *sehen*.

Schauen wir uns die Planeten im Jahreskreis an und lassen den Tierkreis mit seinen Herrschern außer acht, so stehen sie dennoch wieder als ein Lebenskreis vor unserem Auge. Dieser beginnt zum Winterende mit dem **Mond,** wenn das Leben in den Kinderschuhen steckt und die Erde feucht und weich auf seine ersten Schritte wartet. Geht man davon aus, dass zu Beginn des Winters der **Saturn** als der Regent des Alters vorausgeht, dann passt eine Pflanze wie die Mistel genau in diese Zeit, vereint sie in sich doch die beiden Prinzipien Alt und Jung.

Merkur folgt als Repräsentant der ungestüm heranwachsenden Jugend um den Frühjahrs-Äquinox herum bis Beltane. Dann lockt die sanfte

Venus zum Liebesspiel. Über der Sommersonnenwende steht die **Sonne** für den Zenit des Lebens, bis der **Mars** ab Lugnasad in die volle Kraft der Reife tritt. Zu Mabon übergibt er dem behäbig-jovialen **Jupiter**, der für das Ergebnis des Lebens steht, dann den Stab, bevor ab Samhain wieder **Saturn** als Hüter an der Schwelle auftritt.

Betrachten wir nun die jeweiligen Qualitäten der Planeten im einzelnen.

Pflanzen mit Mondeinfluss

Themen des Mondes sind die Reflexion des Lichts und der Rhythmus des Wasserelements. Harmonischer Ausgleich und Fruchtbarkeit, also die Kraft der Erzeugung und Vermehrung, unterliegen seinem Einfluss.

Sein Metall ist das Silber. Die ihm zugeordneten Organe sind Gehirn, Keimdrüsen, Lymphe und Haut. Er fördert schnelles Zellwachstum und hat eine starke Ausrichtung auf das Irdische.

Ihm entspricht das Kind von 0 bis 7 Jahren. Im Übermaß ufert er aus oder verfault im Sumpf der Depression. In der Einzelpflanze repräsentiert ihn die Wurzel.

Die Signatur des Mondes in der Pflanze zeigt sich weiß, weich, wässrig, voller Saft, sich schlingend wie ein Gurkengewächs, ohne eigene Festigkeit oder besonderen Geschmack. Die Pflanzen haben weiße oder zartrosa bis lila Blüten oder weiße Beeren, weiche fleischige Blätter, Milchsaft und Düfte, die narkotisch wirken. Sie treiben sehr leicht Wurzeln und lieben feuchte Standorte. Mondpflanzen können kühlend, regenerativ, Fruchtbarkeit fördernd und beruhigend wirken. Für entspannende Gelassenheitsräucherungen sind Mondpflanzen grundsätzlich in Betracht zu ziehen.

Weitere Mond-Pflanzen: Baldrian, Balsampappel, Beifuß, Beinwell, Bilsenkraut, Birke, Brunnenkresse, Frauenmantel, Iriswurzel, Kalmuswurzel, Mädesüß, Mistel, Mohn, Salbei, Süßdolde, Stechapfel, Weide und Wermut.

Pflanzen mit Mekureinfluss

Themen des Merkurs sind die Kommunikation und die Beweglichkeit des Luftelements. Geistige Klarheit und Schärfe des Verstands, verbunden mit flinker Sinneswahrnehmung, sind ihm zueigen. Die ihm zugeordneten Organe sind das Stoffwechselsystem mit den Enzymen, Atmungsorgane und Schleimhäute. Ihm entspricht die Jugend von 7 bis 14 Jahren. Bei der Einzelpflanze entsprechen dem Merkur der Keim, der Spross und die Knospe. Sein Metall ist das Quecksilber. Im Übermaß wird er fahrig und unkonzentriert.

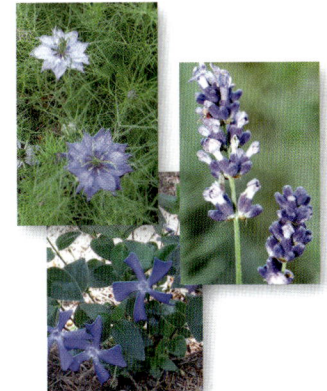

Das Merkurische in der Pflanze zeigt sich in einer schlanken, oft rankenden und spiralförmigen Gestalt ohne Verholzung, aber bisweilen mit schleimigen Säften oder hohlen Stielen. Es weist ein ausgeprägtes, oftmals fein gefiedertes Blattprinzip auf, entwickelt blaue bis violette Blüten, starken Pollenflug und reichhaltige Saat, die sich für ihre Verbreitung des Windes und der Tiere bedient. Alle Doldenblütler haben ausgeprägte merkurische Eigenschaften. Seine Düfte sind eher flüchtig. Merkurpflanzen wirken aktivierend und sollten in jeder prozessorientierten Räuchermischung enthalten sein.

Pflanzenbeispiele mit Merkureinfluss: Alant, Angelika, Baldrian, Beifuß, Birke, Dost, Eberraute, Eisenkraut, Fenchel, Giersch, Hainbuche, Holunder, Immergrün, Jungfer-im-Grünen, Kiefer, Königskerze, Lavendel, Melisse, Quendel, Rainfarn, Waldmeister, Wermut.

Pflanzen mit Venuseinfluss

Themen der Venus sind dem Element Wasser verwandt, zu ihnen gehören das Empfinden, die Welt der Gefühle und die Libido. Damit befindet sich alles, was sich schön, liebenswürdig und sinnlich bis triebhaft manifestiert, in ihrer Domäne. Die Sehnsucht und das Streben nach Fortpflanzung sind ihr untergeordnet. Im Organismus entsprechen der Venus die Organe Niere und Blase, die Venen, das Hormonsystem und alles, was mit Entschlackung zusammenhängt. Die Zeit der Geschlechtsreife und der Adoleszenz von 14 bis 21 Jahren wird ihr zugeordnet. Blätter und Blüten entsprechen ihr in der Einzelpflanze.

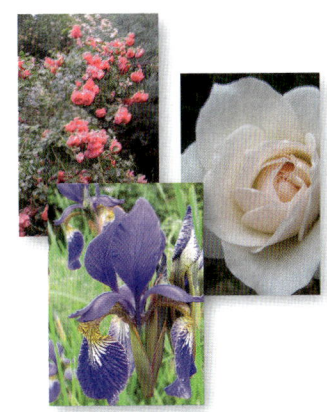

Kupfer ist das Metall der Venus. Im Übermaß wird sie sentimental bis schwülstig.

Venusische Pflanzen weisen ein harmonisches Erscheinungsbild mit regelmäßigen und rundlichen Strukturen auf. Weiche, samtige Blätter, schöne Blüten in zarten Farben, attraktive süße Düfte und essbare Früchte mit süß-säuerlichem Geschmack zeichnen sie aus. Die Pflanzenwelt verdankt ihr die grüne Farbe. In einer harmonisierenden, wohltuenden Räucherkomposition sollten immer Venus-Pflanzen enthalten sein. Will man eine aphrodisierende Wirkung erzielen, dürfen sie natürlich nicht fehlen.

Pflanzenbeispiele mit Venuseinfluss: Baldrian, Balsampappel, Beifuß, Birke, Eberraute, Eisenkraut, Fenchel, Frauenmantel, Gundermann, Holunder, Iriswurzel, Jungfer-im-Grünen, Kalmuswurzel, Labkraut, Lindenblüten, Mädesüß, Mariengras, Melisse, Quendel, Rainfarn, Rose, Rosmarin, Rundblattminze, Süßdolde, Waldmeister, Wildrose.

Pflanzen mit Sonneneinfluss

Bewusstheit und Ich-Kraft sind die zentralen Themen der Sonne. Sie führen zur Konzentration der geistigen Möglichkeiten und bringen sie auf ihren

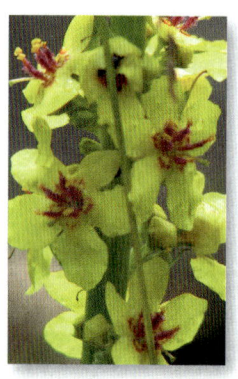

optimalen Stand, der sich am besten unter dem Begriff der Besonnenheit zusammenfassen lässt, zielt er doch auf Erleuchtung und Reife. Sonne strebt nach Ausgleich, baut auf und stärkt die Abwehrkräfte. Auf der Organebene wirkt sie durch Herz und Auge, Kreislauf- und Immunsystem. Die Lebenszeit zwischen 21 und 42 Jahren wird ihr zugesprochen. Stamm und Stängel repräsentieren sie in der Einzelpflanze. Gold ist das Metall der Sonne. Im Übermaß wird sie egozentrisch und herrisch.

Die Sonnensignatur zeichnet sich in der Pflanzenwelt durch majestätische Gestalt, fette Öle und kräftige Farben von weiß nach gelb über orange bis rot aus. Ihre Düfte sind warm und aromatisch. Die Pflanzen richten ihren Standort und die Bewegung ihrer Blütenköpfe nach dem Sonnenstand aus. Ermutigungsräucherungen bei mangelndem Selbstwertgefühl brauchen Sonnenpflanzen.

Pflanzenbeispiele mit Sonneneinfluss: Alant, Bergbohnenkraut, Dost, Engelwurz, Ginkgo, Holunder, Johanniskraut, Königskerze, Mammutbaum, Muskatellersalbei, Mistel, Rainfarn, Rosmarin, Salbei.

Pflanzen mit Marseinfluss

Bei diesem Planeten der Kraft und des Feuers steht der Wille im Vordergrund. Sich furchtlos in eine Konfrontation zu begeben und unbeugsam und rückhaltlos für die Wahrheit einzutreten, zeichnet Marsenergie aus. Sie legt hitziges Temperament und kämpferische Stärke an den Tag.

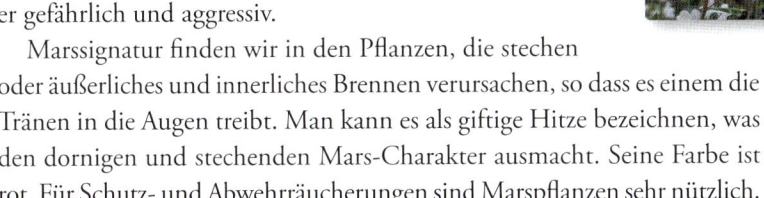

Seine Organentsprechungen sind in Galle, Bauchspeicheldrüse, Arterien, Blut, Muskeln und Kehlkopf zu finden. Die Lebensphase von 42 bis 49 Jahren wird ihm zugeordnet. Staubgefäße und Pollen haben Mars-Charakter. Eisen ist das Mars-Metall. Im Übermaß wird er gefährlich und aggressiv.

Marssignatur finden wir in den Pflanzen, die stechen oder äußerliches und innerliches Brennen verursachen, so dass es einem die Tränen in die Augen treibt. Man kann es als giftige Hitze bezeichnen, was den dornigen und stechenden Mars-Charakter ausmacht. Seine Farbe ist rot. Für Schutz- und Abwehrräucherungen sind Marspflanzen sehr nützlich.

Pflanzenbeispiele mit Marseinfluss: Bergbohnenkraut, Brunnenkresse, Eibe, Eisenkraut, Giersch, Johanniskraut, Kiefer, Labkraut, Mammutbaum, Rosmarin, Rundblattminze, Sonnenhut, Stechpalme, Wacholder, Wermut, Wildrose.

Pflanzen mit Jupitereinfluss

Erfüllung durch Reife bringt dieser königlich-milde und von Klugheit und Güte geprägte Planeten-Herrscher. Seine Qualitäten sind Bestimmung und Ziel eines Lebenszyklus. Das Denken ist Territorium des Jupiters und alle formativen Prozesse folgen ihm. Seine Organe sind Leber, Bindegewebe und Gelenke. Die Lebenszeit zwischen 49 und 56 Jahren (Klimakterium) entspricht ihm und er ist die höhere Oktave der Sonne.

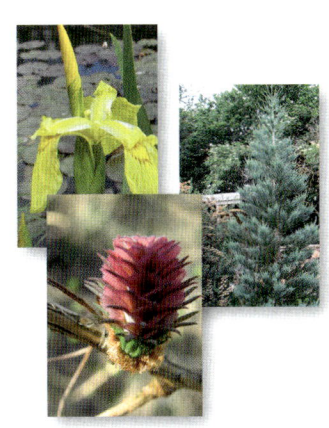

Die Gestalt der Jupiterpflanzen ist majestätisch gerade und ihre lichte Farbskala reicht von goldgelb über purpurrot bis tiefblau. Sie haben große Blätter, die oftmals glatt und ledrig sind. Pflanzen des Jupiter sind durchweg ungiftig, ihre Früchte sind essbar und die Düfte aromatisch-balsamisch. Sie wachsen langsam, mehrjährig und erreichen als Bäume stattliche Größen. Zinn ist das Metall des Jupiters. Bei der Einzelpflanze entspricht ihm die Frucht. Im Übermaß löst er Völlerei und Trägheit aus.

Für Glücks- und Wohlstandsräucherungen sollte man immer seine Pflanzen benutzen.

Pflanzenbeispiele mit Jupitereinfluss: Alantwurzel, Beinwellwurzel, Eisenkraut, Engelwurz, Frauenmantel, Ginkgo, Hainbuche, Iriswurzel, Lärche, Linde, Mammutbaum, Rundblättrige Minze.

Pflanzen mit Saturneinfluss

Begrenzung und Ordnung sind die Grundthemen dieses Planeten. Er steht für einen festgelegten Rahmen und klare Strukturen. Damit ist er auch der Hüter an der Schwelle zwischen Leben und Tod und fordert die Wahrnehmung der wesentlichen Aspekte des Daseins in der Zeit. Abbauprozesse materieller Strukturen unterstehen seiner Kontrolle. Seine Organe

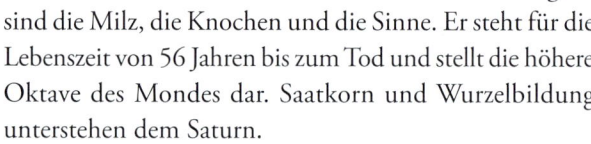
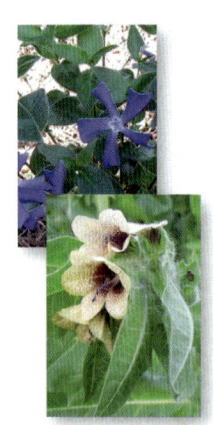

sind die Milz, die Knochen und die Sinne. Er steht für die Lebenszeit von 56 Jahren bis zum Tod und stellt die höhere Oktave des Mondes dar. Saatkorn und Wurzelbildung unterstehen dem Saturn.

Die Pflanzen des Saturns werden sehr alt und können extreme klimatische Bedingungen ertragen. Auch der Einfluss von Störfeldern ist ihnen willkommen. Sie sind oft immergrün, ertragen Schatten, bilden dicke Rhizome und eine bizarre Gestalt aus. Die Blüten sind oft dunkelviolett und muten morbide an. Die Pflanzen erscheinen düster, sind meist giftig und oft psychoaktiv mit starkem bis stinkendem Geruch.

Für Einweihungsräucherungen und initiatorische Prozesse, Räucherungen, die Konzentrationsvermögen und klare Ausrichtung fördern oder auch zu Abgrenzung und Schutz dienen sollen, sind Saturnpflanzen angezeigt.

Pflanzenbeispiele mit Saturneinfluss: Beinwell, Bilsenkraut, Eisenkraut, Eibe, Frauenmantel, Hainbuche, Holunder, Immergrün, Kiefer, Königskerze, Lärche, Lavendel, Thuja, Mammutbaum, Mistel, Mohn, Quendel, Sonnenhut, Stechapfel, Stechpalme, Wacholder.

Bearbeitung der Räucherpflanzen

Die Zubereitung von Räuchermitteln ist ein wichtiger Schritt, weil er eine Möglichkeit darstellt, durch achtsamen Umgang mit der Pflanzengestalt und konzentrierte Ausrichtung auf das Ziel das Material zusätzlich energetisch aufzuladen. Jeder Gedanke und jedes Gefühl ist Energie, die in der Handlung ihren Ausdruck findet. Hinzu kommt, dass alleine schon die Verarbeitung intensiven aromatischen Duft verbreitet. Dies in einem Gruppenritual zu erleben, während man regelrecht in einer Duftglocke arbeitet und sich zugleich über die Erfahrung austauscht, macht sehr viel Freude. In so einem Moment entsteht eine tiefe Verbindung zur Seele der Pflanze. Man spürt den Kontakt sehr deutlich und es wird auch ganz klar, welche Kräfte dabei im Spiel sind.

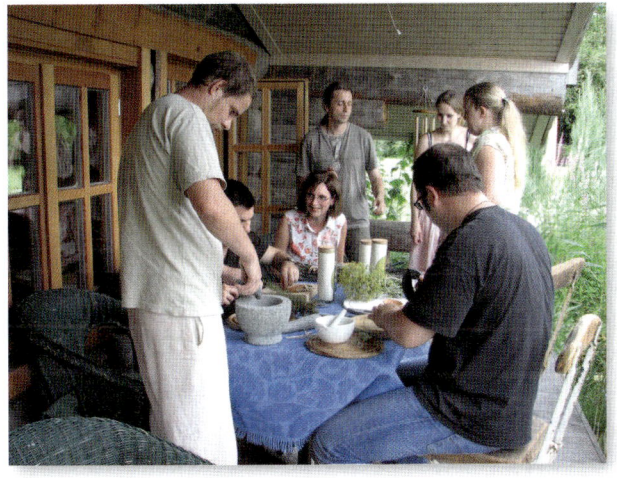

Das kognitive Wissen über die Pflanzen, die dabei gerade bearbeitet werden, verwandeln wir dadurch in ein Herzenswissen. Das Schneiden und Mörsern des getrockneten Materials ist nötig, um eine Mischung herzustellen, die alle Komponenten möglichst homogen miteinander verbindet. Wir können es als einen Prozess der Rhythmisierung begreifen, die der Räuchermischung eine energetische Dimension hinzufügt und ihre Wirksamkeit enorm erhöhen kann, ähnlich wie das auch beim Verreiben und Potenzieren homöopathischer Mittel der Fall ist.

Auch lässt sich die Mischung nach einem solchen Prozess viel besser verräuchern, weil die ätherischen Öle sich gleichmäßig verteilt haben und sowohl auf der Kohle als auch auf dem Stövchen optimal verglimmen.

Es gibt auch andere archaische Methoden des Räucherns wie die Räucherbündel, die man auch unter dem indianischen Begriff „Smudge" kennt. Es sind fest zusammengebundene, getrocknete Pflanzenstiele mit Blättern einzelner oder auch verschiedener Pflanzenarten. Aus Mariengras lassen sich auch sehr schön Zöpfe flechten. Diese Bündel werden einfach am Ende angezündet.

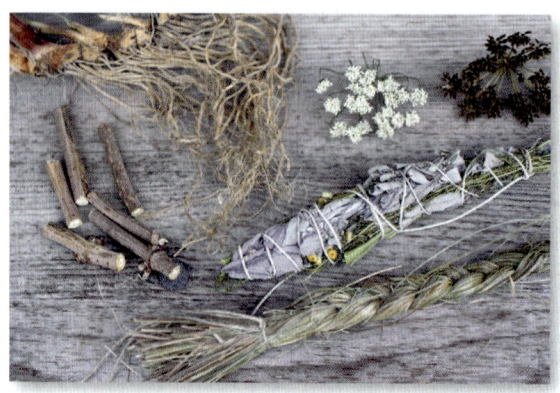

Man lässt sie ein bis zwei Minuten brennen, dann erlischt die Flamme meistens von alleine. Das Bündel glimmt weiter und verbreitet seinen aromatischen Duft. Durch Wind oder den Luftzug bei schnellen Bewegungen erhält man die Glut in Gange.

Für Ritualräucherungen im Freien ist dies für mich die beste Form des Räucherns mit heimischen Kräutern. Natürlich kann man auch Glut aus einem Feuer in ein feuerfestes Gefäß schaufeln und die Pflanzen darauf verglimmen lassen, aber damit ist man weit weniger flexibel. Die Aura der Menschen, Pflanzen und auch Gegenstände abzuräuchern, lässt sich mit einem Smudge praktischer durchführen, und auch die Bewegungen sind von Bedeutung.

Einen Smudge können wir mit unseren heimischen Pflanzen ganz leicht selber herstellen. Das Material muss in der Länge geschnitten werden, in der man das Bündel anfertigen will. Pflanzen, die besonders zerbrechlich werden, wenn sie getrocknet sind (Melisse, Minze), sollte man nur vortrocknen, so dass sie für die Verarbeitung noch etwas flexibel bleiben. Andere sollten lange und gut durchgetrocknet sein (Lebensbaum, Balsampappel), damit sie später auch gut glimmen.

Wenn man beides miteinander mischt, dann tauschen die Bestandteile sich aus. Die einen geben Wasser ab, die anderen nehmen es auf. Das Material darf insgesamt nicht zu feucht sein (Mond im Übermaß), denn sonst könnte Schimmel entstehen. Auch hier darf man sich ganz auf sein Gefühl verlassen und das Material beim Trocknen beobachten und anfassen. Man bekommt dann in der Regel eine klare Antwort, wann für welche Pflanze der beste Zeitpunkt zum Binden gekommen ist.

9-Kräuter-Smudge

Dieses Räucherbündel habe ich am Abend zur letzten Raunacht (6. Januar) im Hinblick auf einen guten Start im neuen Jahr gebunden.

Alle neun Materialen waren im vergangenen Sommer gut getrocknet. Ich bin so vorgegangen, dass ich mich zunächst in einen meditativen Zustand versetzt habe und dann in eine innere Verbindung mit allen Pflanzen eingetreten bin, um herauszufinden, welche mir zur Verfügung stehen will.

Ich habe einfach innerlich die Frage gestellt, wer in diesem Bündel enthalten sein möchte. Es ist bei dieser Vorgehensweise immer wieder höchst interessant, mit welcher Eindeutigkeit die Rückmeldungen kommen. Die Pflanzen springen mir dann regelrecht entgegen. Wenn nichts mehr passiert, dann schaue ich, wie viele es sind – man mag es glauben oder nicht, es sind so gut wie immer neun.

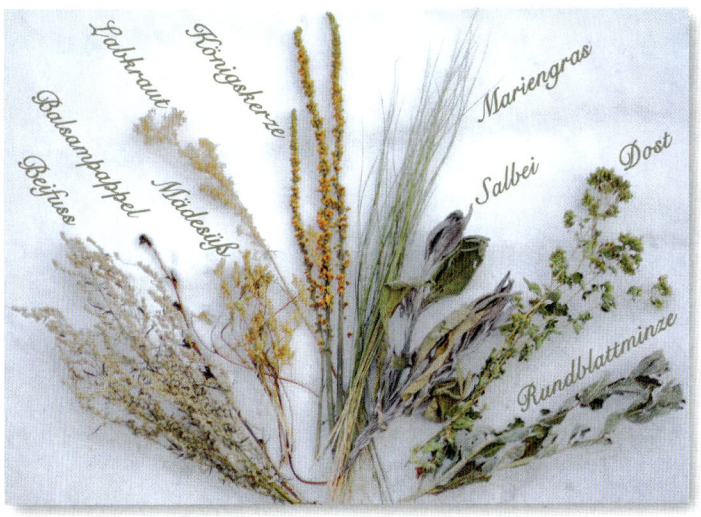

Christlich gesehen ist es ein Drei-Königs-Bündel und kann in diesem Sinne dem neugeborenen Sonnenkind die Ehre erweisen. Mit der Räucherung dieses Smudge kann man also sehr gut Neues empfangen, neue Räume einweihen oder Schritte einleiten, um das, was man sich vorgenommen hat, auch in die Tat umzusetzen. Salbei und Beifuß reinigen die Atmosphäre, Balsampappel, Mädesüß und Mariengras schaffen eine angenehme Atmosphäre. Sie ziehen sozusagen die guten Geister an, während Labkraut, Königskerze, Dost und Rundblattminze eine energetische Schubkraft nach vorn vermitteln.

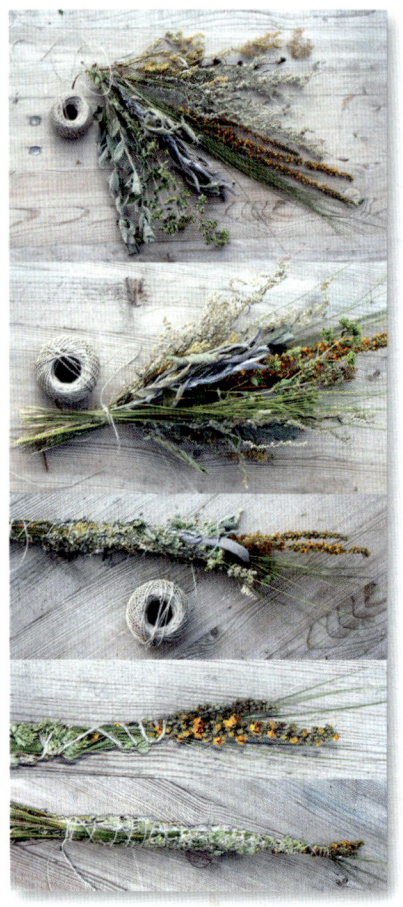

Diese Materialien werden im ersten Schritt nacheinander zu einem Bündel zusammengefasst. Die drei Königskerzen kommen als zentrale Kraft natürlich in die Mitte. Dann legt man die anderen Pflanzen vorsichtig darum herum und bindet sie unten mit Naturband fest zusammen. Ein Ende des Bandes von etwa zehn Zentimetern lässt man unten über und drückt das Bündel mit den Händen zusammen. Dann bindet man es nach oben spiralförmig bis zur Spitze. Das Band soll fest gezogen werden, damit das Bündel später beim Verglimmen gut zusammenhält. Ist man am oberen Ende angelangt, dreht man spiralförmig wieder nach unten und verknotet die Enden miteinander. Zu guter Letzt kann man die Enden zu einer Schlaufe verknoten, um es aufhängen oder am Gürtel befestigen zu können, wenn man unterwegs ist.

So ein 9-Kräuter-Bündel ist eine besondere Kraftquelle für jedes Natur-Ritual und schafft schon als Objekt, das man in der Hand hält, aber insbesondere dann, wenn es seinen herrlichen Duft verbreitet, eine Atmosphäre von Heiligkeit.

9-Kräuter-Mischung „Winter-Trance"

Eine Mischung herzustellen, ist immer ein Ritual. Diese Komposition ist dazu geeignet, sich von allen Belastungen des Herzens zu befreien. Man braucht eine Gartenschere, einen schönen, schweren Mörser und die Pflanzenstoffe Mistel, Beifuß, Kiefernrinde, Alantwurzel, Stechpalme, Mariengras, Mammutbaum, Wacholderspitzen und Tannensaat, die zu diesem Anlass gut geeignet sind. Man legt die neun Pflanzen vor sich hin, schneidet sie der Reihe nach klein und verreibt sie im Mörser so fein wie möglich. Der Rhythmus des Mahlens führt uns bereits in eine Stimmung, die die Vorfreude auf die spätere Räucherung im Herzen entstehen lässt. Dazu trägt auch der faszinierende Duft bei, der bei der Verreibung herb, waldig und würzig aus dem Mörser steigt.

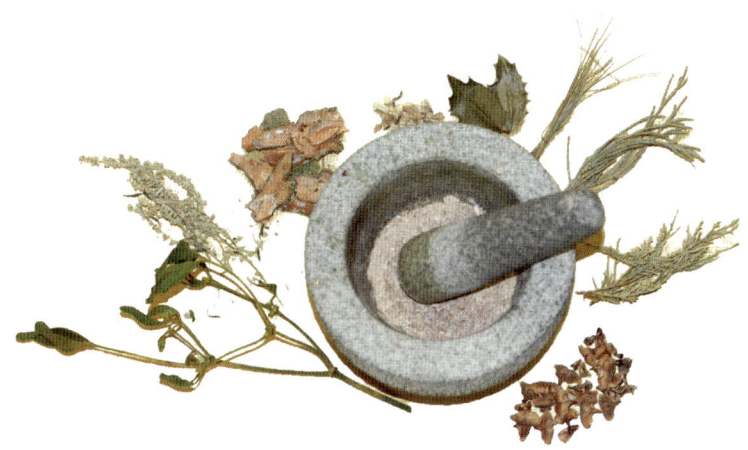

Räuchert man die Mischung, dann entsteht sofort eine magische Atmosphäre, die uns regelrecht verzaubern kann. Es stellt sich ein Gefühl der Festlichkeit ein, das uns den anderen Menschen mit einer offenen Haltung begegnen lässt. Interessant ist dabei das Phänomen, dass die Mischung, auf dem Sieb verräuchert, sehr leicht zu glühen beginnt und die vielen kleinen Glutlichter lange halten, bis sie dann ganz plötzlich eines nach dem anderen erlöschen, als würde man ein Licht ausschalten. Ein subtiler, aromatischer Nachklang bleibt dennoch lange im Raum erhalten.

Das Räucherstövchen

Vor etwa fünfzehn Jahren habe ich das Räucherstövchen als Grundlage meiner Räucherarbeit entwickelt, es gibt mittlerweile viele verschiedene Formen zu kaufen. Ich benutze nach wie vor am liebsten die „Trompete", weil sie sich gut herumtragen lässt und ein großes Edelstahlsieb hat, auf dem gerade die heimischen Räucherpflanzen ausreichend Platz finden.

Auf diesem Bild können wir sehen, wie ein gut gemörsertes Räucherwerk auch auf dem Sieb richtige Glut entwickelt, wenn wir es in die Mitte des Siebes genau über der Flammenspitze häufeln. Der Vorteil ist, dass kein unangenehmer verbrannter Kohlegeruch das Dufterlebnis beeinträchtigen kann. Benutzt man verschiede Pflanzenteile zerkleinert, aber nicht gemörsert, dann wird sich auf dem Sieb zumeist keine Glut bilden; stattdessen wird sich ein langsamer Räucherprozess mit weniger Rauch und intensiverem Aroma entfalten. Es gibt viele heimische Räucherkräuter, wie Melisse oder Waldmeister, die sich wirklich nur auf einem Räuchersieb befriedigend räuchern lassen. Auf Kohle wären sie im Nu verbrannt.

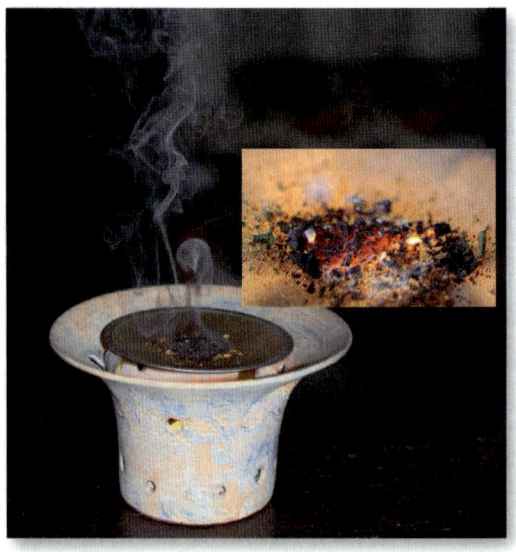

Heimische
Räucherpflanzen

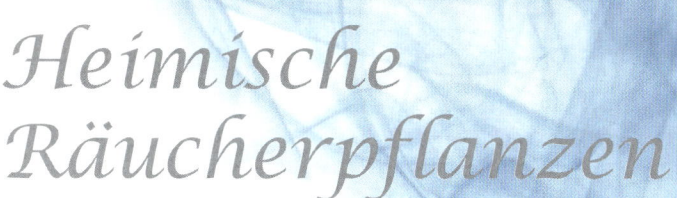

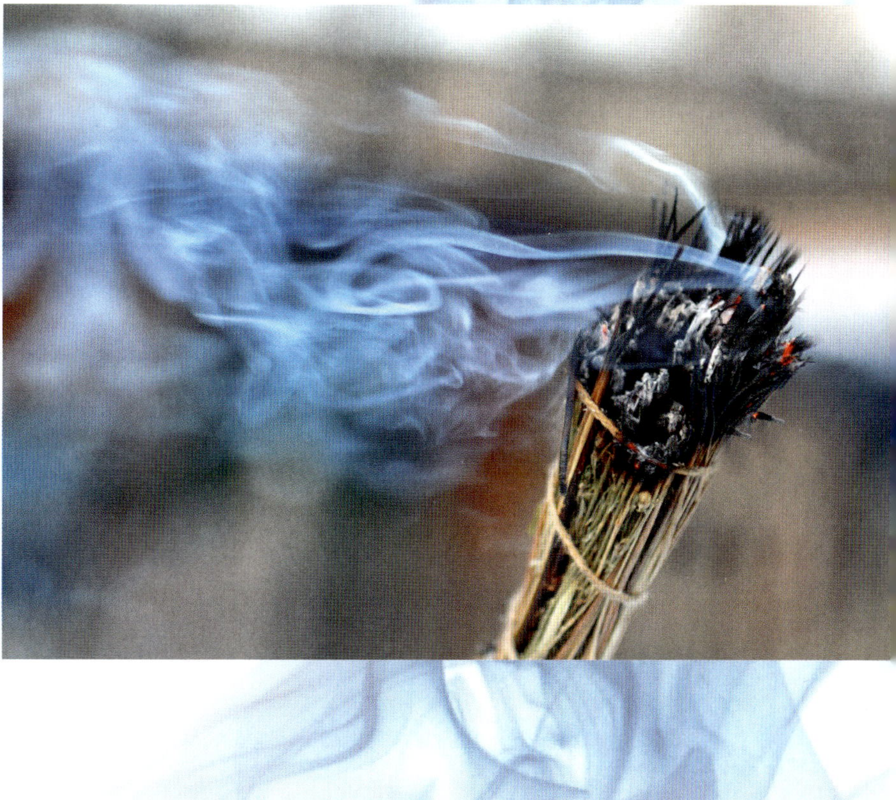

Alantwurzel

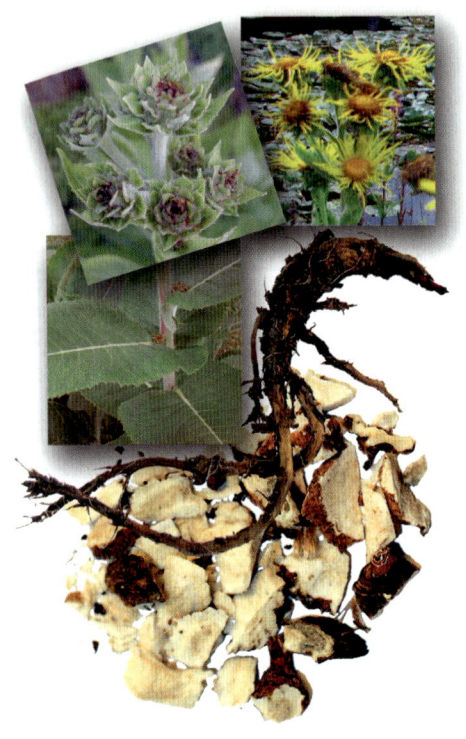

Mythos und Magie

Diese mit der Sonne verwandte Staude, deren Blätter und mächtige Wuchskraft eine gewisse Ähnlichkeit mit der Tabakpflanze aufweisen, ist eine Schutzpflanze gegen negative Einflüsse aller Art. Sie wird volkstümlich Elfenampfer oder Großer Heinrich genannt, aber auch Odinskopf und Wodanskraut, obwohl sie ursprünglich aus Asien stammt. Der Mythologie nach soll sie aus den Tränen der von Paris entführten, schönen Helena entstanden sein (Helenenkraut). Ihre Blüte symbolisiert die Sonnenkraft. Gottesauge, Darm- oder Schlangenwurz sind weitere volkstümliche Namen, die auf die Kraft dieser Pflanze hinweisen. Sie kann als starkes Bollwerk gegen Verwünschungen und Blockaden aller Art genutzt werden und gehört damit zu den so genannten „Verschreikräutern".

Anlässe

Der botanische Name des Alant, Inula, bedeutet „ausleeren/reinigen". So vertreibt diese Pflanze Stressdämonen und Depressionen. Das macht sie zu einem guten Räucher-Begleiter für Lichtfeste aller Art, aber insbesondere für das Julfest. Wenn die Lichtkräfte sich im Herbst in die Erde zurückziehen oder im Frühjahr wieder an die Oberfläche drängen, ist das auch ein guter Moment, um die Alantwurzel rituell zu räuchern.

Elementare Signaturen

Schaut man sich die kraftvollen Blätter an, dann erkennt man, dass hier hart und weich in enger Verbindung auftreten. Der gezähnte Rand und die lederne Blattoberseite mit einer starken Mittelachse stehen dem weichen Flaum der Unterseite gegenüber. Nimmt man das Blatt zwischen die Finger, kann man einerseits an der Stabilität und andererseits an der lymphigen Weiche spüren, dass ein deutlicher Bezug zur Leber (Jupiter) gegeben ist. Ein dicker, solider Schaft schiebt sich aus der Mitte nach oben und die Blattstiele erscheinen wie kleine Rutschbahnen hin zur Mitte. Mit etwas Fantasie kann man die Elfen auf diesen U-förmigen Bahnen spielerisch von außen nach innen rutschen sehen, um bei der Beförderung der Lichtkräfte von der Blüte in die Wurzel zu helfen. Dieser Mittelkanal weist auch auf unsere Luftröhre hin, die von dieser Pflanze heilsam unterstützt und von Schleimblockaden (Husten) befreit wird. Auch der Darmkanal wird mit ihrer Hilfe von Würmern befreit. Ebenso werden Infektionen der Harnröhre geheilt. Generell hilft Alant Blockaden zu brechen. Überall, wo etwas ins Stocken geraten ist, bringt er es wieder zum Fließen.

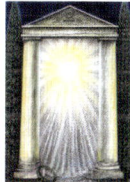

Rauchzeichen/Duftbotschaft

Wenn der appetitliche, aromatische Rauch dieser Wurzel sich machtvoll entfaltet, dann spürt man sofort, wie die Dunkelheit weicht und das Herz sich öffnen kann. Dort ist der innere Ort, an dem essenzielles Wissen gesammelt wird.

TOR DER ERKENNTNIS

„Hol dir Licht aus deinen Wurzeln!"

Baldrian

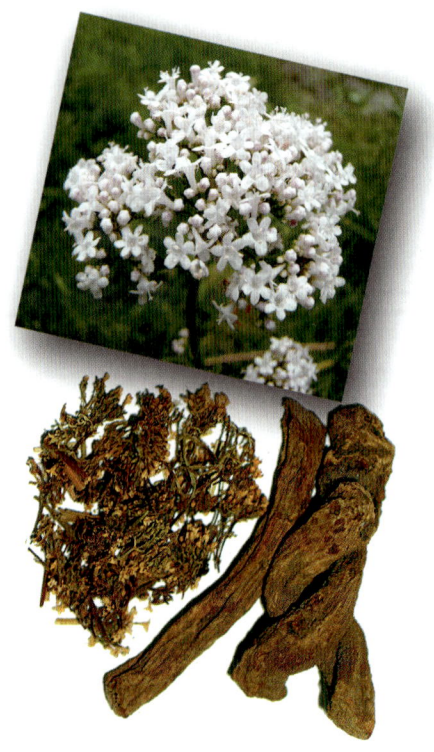

Mythos und Magie

Die Geister des Wassers und des Mondes tanzen um diese Elfenpflanze, wie man aus den ebenfalls gebräuchlichen Namen „Mondwurz" oder „Elfenkraut" ersieht. Die germanische Erdgöttin Nerthus (Holle) soll mit Baldrian ihre Wildheit im Zaum gehalten haben. Als Pflanze, deren Blüte zum Licht strebt, weist Baldrian auf die Gunst des sanften germanischen Lichtgottes Baldur (Belenos) hin. So war Baldrian für die Germanen eine Pflanze, die bei allen Gebrechen Hilfe anbot. Er fördert die Intuition und Deutung von Träumen, indem er das innere Auge stärkt. Baldrian hilft in Kontakt zu Naturwesen zu treten. Die volkstümlichen Namen Katzenkraut, Tollerjan, Katzenwurz zeigen, dass es sich um eine Hexenpflanze handelt. Katzen reagieren stark auf seinen Einfluss. Sie sind Vagabunden der Nacht und dem Hexenhaften (Magie und Eros) sehr nahe. Die Wurzel hat magische Kräfte, wirkt erotisierend und wurde für Liebeszauber genutzt.

Anlässe

Die Blüten, welche vorzugsweise bei Vollmond zu schneiden sind, lassen sich – rechtzeitig getrocknet – zur Mittsommernacht gut räuchern. Wird die Wurzel in der Ruhephase der Pflanze im zeitigen Frühjahr oder Spätherbst ausgegraben, so ist sie auch ideal für Räucherungen zu Imbolc und Beltane einzusetzen.

Elementare Signaturen

Ein hoher, schlanker Stängel und fein gefiederte Blätter weisen auf das Merkurische dieser Pflanze hin. Sie strebt luftig leicht zum Licht, wobei ihre Wurzel wiederum mit den Kräften der Erde (Jungfrau) und ihren dunklen, animalisch-sinnlichen Bereichen verbindet. Baldrian wurde als Augenheilmittel in alten Kräuterbüchern gelobt und als „gut für's Licht" bezeichnet. Es ist eine Pflanze, die sehen und erkennen lässt. Als Mittler zwischen Ober- und Unterwelt drückt sich das dem Wesen des Mondes Verwandte, Spiegelnde im wassernahen Standort aus. Es findet sich ebenfalls in der Blüte, deren Doldentraube einen hypnotisierenden Duft verbreitet. Merkur zeigt sich im hohlen Stängel, der als Informationskanal betrachtet werden kann. So sind der klare Blick und die Besänftigung des Gemütes auch die Wirkungsschwerpunkte dieser heilkräftigen Pflanze.

Rauchzeichen/Duftbotschaft

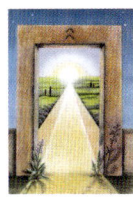

Baldrian ist der Seele zugewandt und erhellt durch seine Nähe zum Mond deren Tiefen. Er wirkt sehr entspannend auf die Nerven, zeigt an, wo die Lebensenergie ins Stocken geraten ist und suggeriert menschliche Nähe. Selbstachtung ist das große Thema dieser Pflanze. Ihr botanischer Name leitet sich ab vom lateinischen „valere" *(wert sein)*.

TOR DER IDEALE

„Lass dich fallen und gib dich hin."

Balsampappel

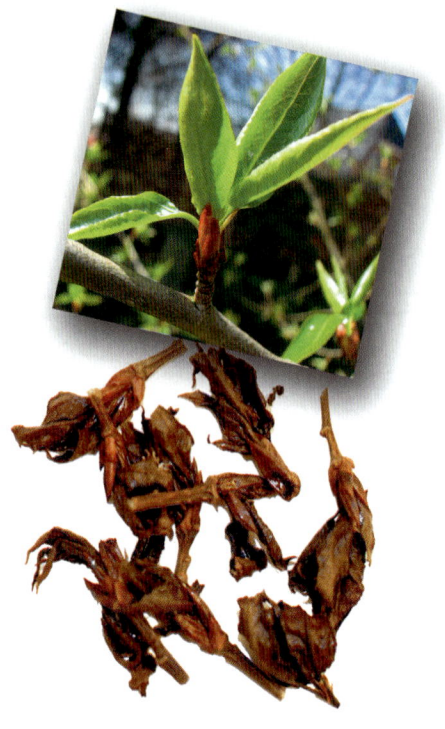

Mythos und Magie

Eine starke Wesenheit wirkt durch diesen Baum, dessen Familie in der Antike mit Trauer und der Unterwelt in Verbindung gebracht wurde. Der Sonnengott Helios trug den Zusatznamen „Herr der Pappeln". Die Balsampappel soll mit den Göttern der Erd- und Wassertiefen in engem Kontakt gestanden haben. Ihr Charakter wurde als nächtlich und jenseitig beschrieben, dennoch wurde sie im Altertum auch für ihre Heilwirkung geschätzt (Galenus). Von Homer erfahren wir, dass man in den heiligen Hallen der Persephone Pappeln und Weiden findet – die Nymphen und Sirenen lassen grüßen …

All diese Merkmale weisen auf eine leichte und eine schwere Seite hin. Ungeduld und Sehnsucht nach dem wahren Leben werden durch den magischen Duft ihrer Knospen und Zweigspitzen ausgelöst. Sie wirken als spiritueller Antrieb und Hindernis zugleich.

Anlässe

Ich selbst bin von einem Exemplar dieser Baumart derart sinnlich berührt worden, dass ich eine innere Bindung mit seinem weiblichen Wesen schloss, als ich „sie" pflanzte. Ich hatte ihr „den Hof" gemacht, indem ich Steinplatten zu ihrem Schutz auslegte. Diese Zuwendung dankt sie mir seither im Vorfrühling mit ihrem balsamischen Duft. Natürlich zählt sie zu meinen absoluten Räucher-Favoriten. Imbolc und Mabon sind gleichermaßen für diese Räucherpflanze geeignet, weil es Zeitpunkte zur Vorbereitung auf den Wechsel in die andere Polarität sind. Der süße Duft besitzt auch festliche Aspekte für die Wintersonnenwende.

Elementare Signaturen

Salizylsäure (Aspirin) bestimmt das Aroma der Weidengewächse. Sie wirken schmerzstillend, fiebersenkend und entzündungshemmend. Ansonsten finden wir diese Säure im Mädesüß, das einen ähnlich weiblichen (Venus-)Charakter und einen ebensolch starken Bezug zum Element Wasser besitzt. Wuchshöhen von zwanzig bis fünfundzwanzig Metern werden von der Balsampappel schnell erreicht. Darin lässt sich eine zielstrebige Tatkraft und Vitalität erkennen. Abgeschnittene Zweige können in den Erdboden gesteckt werden und schlagen sofort Wurzeln (Mond). Die Endknospe ist glänzend rotbraun und mit wohlriechendem, gelbem Balsam überzogen. Der Austrieb beginnt bereits März/April. Die Knospen springen auf und setzen den besonders starken Duft frei, dem der Baum seinen Namen verdankt. Frisch duften sie sehr süß und lieblich (Venus), werden dann aber herber und würziger, je länger sie lagern. Die holzige, warme Note der Zweigstücke ist im Pappel-Räucherwerk sehr zu empfehlen.

Rauchzeichen/Duftbotschaft

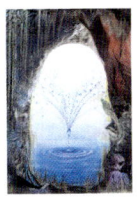

Der Pappelknospenduft ist schwer und sinnlich bis animalisch. Er zielt tendenziell auf den Unterleib und zieht den zunächst achtlos Vorübergehenden bisweilen fast magisch in seinen Bann. Er lädt uns ein, auf die eigenen Sinne und unsere Intuition zu vertrauen, führt in die Ruhe und lässt es zugleich aufregend knistern.

TOR DER KREATIVITÄT

„Sei bereit, die Extreme
mutig in dir zu vereinen."

Beifuß

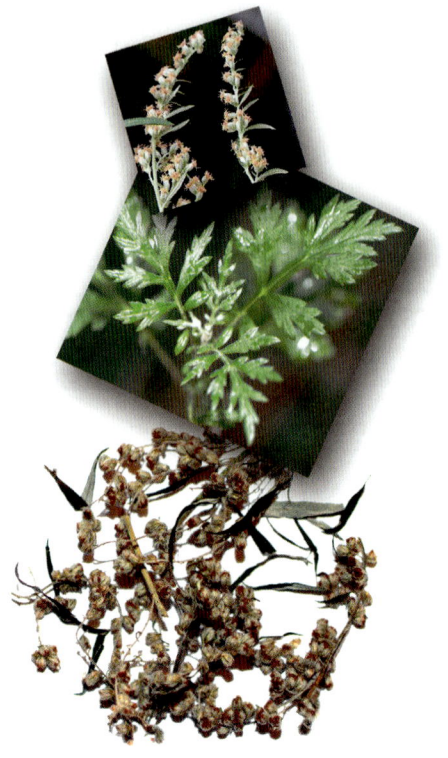

Mythos und Magie

Beifuß ist eine uralte Kultpflanze der Menschheit. Die europäische Räuchertradition dieser Pflanze geht auf germanische und keltische Rituale zurück. Es ist das letzte Kraut des Jahreszyklus, das noch geerntet werden darf und zur Feier der Jahreswende im Rauch geopfert wird. Seine Räucherung gilt als Schutzzauber gegen Böses und Gefahr. Beifuß ist eng verwandt mit dem indianischen *Sage* und war für unsere Vorfahren eine ebenso wichtige Pflanze für Reinigung und sakrale Zwecke. In christlicher Zeit wurde er zu einem der Hexenkräuter. Die so genannte Moxibustion in China verräuchert ihn als Hitzereiz auf der Haut gegen Gicht und Rheumatismus.

Geräuchert kann Beifuß sexuell erregen und die Manneskraft stärken. Ihm wird nachgesagt, dass er angezauberte Impotenz lösen kann. Auch für den Wetterzauber ist er geeignet. Als „Mutter der Kräuter" hat diese Pflanze den höchsten Stellenwert in der Neun-Kräuter-Magie. Macht und Kraft sind die Themen der Göttin Artemis als Herrin der Wildnis und Hüterin des weiblichen Schoßes, der für alle Seelen die Schwelle zum Dasein repräsentiert. Ihr sind die Artemisien und allen voran der Beifuß zugeordnet.

Anlässe

Dieses Kraut ist ein Grenzgänger und damit geeignet, sicher an dem Hüter der Schwelle vorbeizuführen. Es kann zur Begleitung transformativer Erfahrungen geräuchert werden. Zur Winter- und Sommersonnenwende und auch in den Raunächten bis Imbolc ist die Beifuß-Räucherung unverzichtbar. Der bittersüße Duft wirkt entspannend, wärmend und beruhigend auf die Nerven. Er öffnet und bereitet den Boden für innere Sammlung und Stärkung vor dem Schritt in eine neue Etappe im Jahreszyklus.

Elementare Signaturen

Der herb- und dunkelwürzige Räucherduft und die Nutzung als ritueller Wächter des Übergangs weist auf Saturn hin. Die Pflanze hält extreme Hitze und Kälte aus und ist ein Pionier in unwirtlichen Gefilden. Elementar zugeordnet gilt sie als heiß und trocken. Laut Hildegard von Bingen enthält sie die Hitze des kosmischen Feuers. Kräfte des Mondes, der Venus und des Merkurs wirken ebenfalls durch den Beifuß.

Rauchzeichen/Duftbotschaft

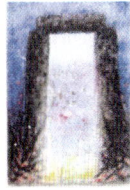 Für einen Übergang werden die Kräfte mit dem Rauch des Beifuß gebündelt und die Seele geläutert, bevor das Neue angesteuert wird. Er verhilft uns zu einer klaren Sicht und zu einer eindeutigen Haltung. Er unterstützt uns darin, in unsere Kraft zu kommen.

TOR DER KRAFT

„Konzentriere dich auf das Eigentliche."

Beinwellwurzel

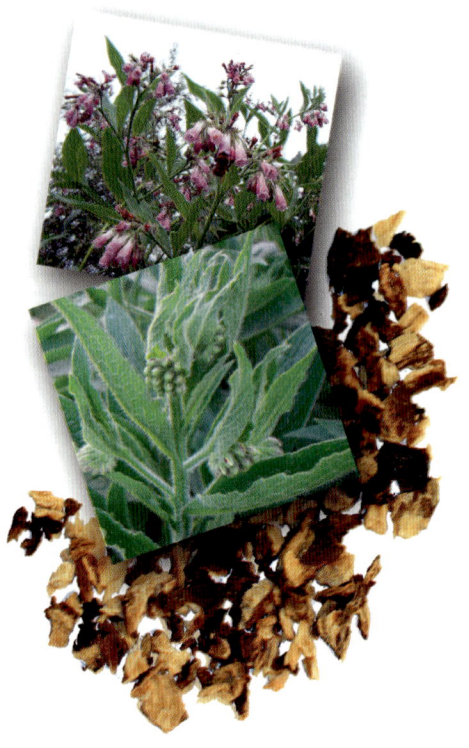

Mythos und Magie

Beide Begriffe stehen für die sprichwörtliche Heilkraft dieser Pflanze des Jupiters. Wenn man auf etwa zweitausend Jahre ihrer Anwendung zurückblickt, dann sehen wir eine lückenlose Geschichte im Dienste der Wiedervereinigung gebrochener Knochen (Saturn) und mancher Wunderheilung von gequetschten, gezerrten oder verrenkten Körperteilen. So nannten ihn schon die griechischen Ärzte des Altertums „Symphyton", was soviel heißt wie „ich wachse zusammen". Es erstaunt nicht, dass diese Pflanze ein großer Favorit der Hildegard von Bingen war. Auch Paracelsus zählte sie zu den „Consolida", was „Festigung" im Sinne von „zusammenfügen" und „heilen" bedeutet. Sogar die neuzeitliche Pharmazie bringt ihre abschwellende Heilwirkung bei Sportverletzungen und Unfällen zum Einsatz.

Anlässe

Wenn wir eine komfortable Stimmung schaffen wollen, die der Seele gut tut und zugleich stärkend und aufbauend wirkt, dann können wir Beinwellwurzel räuchern. Der Duft ist würzig, appetitlich, angenehm und eignet sich besonders für Räucherungen anlässlich der Herbst-Tag und nachtgleiche Mabon (Erntedank).

Elementare Signaturen

Diese Pflanze lässt sich nicht leicht von ihrem Standort verdrängen und ist von sehr ausdauerndem Charakter. Auf den Bildern erkennen wir auch eine starke astrale Erscheinung durch üppige Blütenfülle und wesenhafte Blattgestalt. Über ihre Blüten kommuniziert sie als Insektenweide ganz intensiv mit der Tierwelt. Beinwell wird in der Medizin bei Erkrankungen des Stütz- und Bewegungsapparates eingesetzt. Er ist kontaktfreudig und vermittelt ein Bild der Wohltätigkeit und Schmerzlinderung. Sein saturnisch geprägtes Rhizom steht unter starkem Mondeinfluss (Yin). Er ist umfangreich, feucht, weich und fördert durch seinen hohen Anteil an Kieselsäure in den rauen Blättern das Knochenwachstum. Die Erd- und Wasserwesen vereinigen offenbar ihre Kräfte in dieser Pflanze.

Die schwarzhäutigen, dicken, schleimigen Wurzeln werden im Frühherbst mit einer klaren und dankbaren inneren Haltung ausgegraben, gewaschen, in Stücke geschnitten und in der Sonne oder im Backofen bei mäßiger Hitze getrocknet.

Rauchzeichen/Duftbotschaft

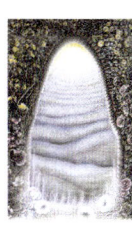

Eine zielstrebige Ausrichtung im Handeln verbindet dieser Duft mit einer erhöhten Sensibilität für die feineren Zusammenhänge. Er klärt, worauf es ankommt und wo die wahren Lebensziele liegen. Integration und optimale Nutzung des Erlebten wird unterstützt. Die Herzensenergie ist der Kitt, mit dem die verschiedenen Fragmente zu einem festen Ganzen zusammengefügt werden und die Erfahrung der Polarität auf diesem Planeten abgerundet wird.

TOR DER GROSSZÜGIGKEIT

„Finde festen Halt im Leben.“

Bergbohnenkraut

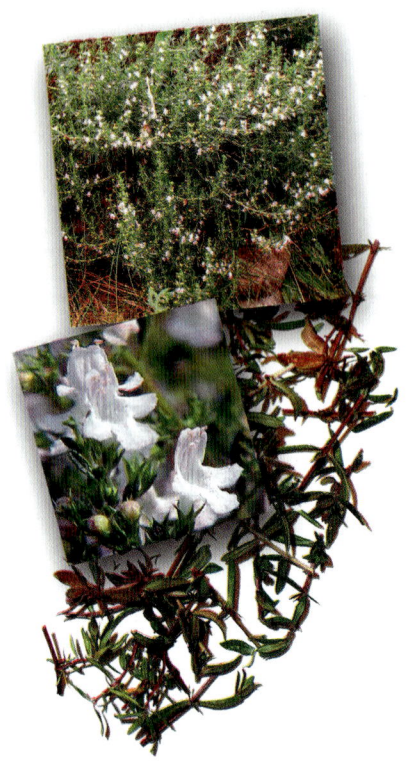

Mythos und Magie

Vermutlich ist der botanische Name *Satureja* von dem lateinischen „Satyrus" und der satyrischen, sinnlichen und lustbetonten Ausrichtung abgeleitet. Der Satyr ist eine merkwürdige Gestalt, halb Mensch halb Tier, mit Hörnern, spitzen Ohren und den Beinen und Hufen eines Pferdes. Man begegnet ihm dennoch gern und gibt sich seinem Charme hin, um von seiner Kraft zu profitieren. Es ist der Dämon, zu dem es den Menschen hinzieht, weil er die Fruchtbarkeit der Natur verkörpert. Als solcher ist er ein irdener Repräsentant des Gottes Dionysos. Der Gegensatz zwischen Dionysos und Bacchus spiegelt sich im Bergbohnenkraut. So verfolgt dieser Satyr der Berge alles Jungfräuliche mit Macht, weckt dessen Sinnlichkeit und prüft sein Vertrauen. Es ist der Verführer in der Wüste, der Jesus dreimal auf der Ebene des Körpers, des Gefühls und des Geistes herausfordert. In der ägyptischen Mythologie ist Satureja ein Aspekt von Seth, dem Bruder und Mörder des Sonnengottes Osiris. Es ist auch Saturn, der Gott physischer Verkörperung göttlicher Energie, der seinen Vater Ouranos (Uranus) kastrierte und seine eigenen Kinder verschlang. Es ist Saturn-Kronos, der Gott der Zeit, und gleichermaßen Mephisto, mit der verführerischen Kraft des Teufels. Seit frühesten Zeiten wird das Kraut in Zaubergetränken gegen Impotenz angewendet.

Anlässe

Eine Räucherung stimuliert die Abwehrkräfte und fördert in Körper und Geist gleichermaßen die Lebensentfaltung. Sie vertreibt auch Motten und Ungeziefer. Rituell kann dieses Kraut zu Beltane und Mabon besonders passend geräuchert werden, weil es einerseits um die Fruchtbarkeit und andererseits um den Schutz und die sinnvolle Verwendung der Ernte geht.

Elementare Signaturen

Bergbohnenkraut verkörpert das Prinzip der Polarität. Das Thema der Schwäche spielt in dieser Pflanze eine große Rolle. Sie reguliert die Verdauung (Magen-Darm-Katarrh, Durchfall) und bekämpft auch Husten, Asthma und Verschleimung der Atemwege. Sehr durchsetzungsstark und der Sonne zugeordnet, als Pflanze mit hohem Phenolgehalt (Carvacrol), verteidigt Satureja das Leben mit seinem starken, heißen, sinnlichen Duft. Es ist ein männliches Mars-Kraut, das die Sexualkraft stärkt. Wie ein vulkanisches Feuer ist es schlafend, aber dennoch leise blubbernd. Es besitzt gewaltige antibakterielle und antimykotische Eigenschaften. Die Bergbohnenkrautstaude signalisiert geballte Kraft in ihrem äußeren Erscheinungsbild. Die geschlossene Oberfläche zeigt ein saturnisches Bild der Abgrenzung. Sie lässt kaum eine andere Pflanze in ihr Territorium hinein. Ihr mit der Sonne verwandtes Wesen erkennt man an der Halbkugel, die ihre strahlenartigen Zweige gleichmäßig in alle Richtungen ausstreckt.

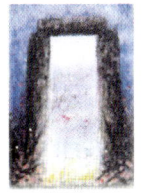

Rauchzeichen/Duftbotschaft

Das Aroma dieser Pflanze lässt einen mit Selbstverständlichkeit das Notwendige erkennen und tun.

TOR DER KRAFT

„Geh deinen Weg mit festem Schritt.“

Bilsenkraut

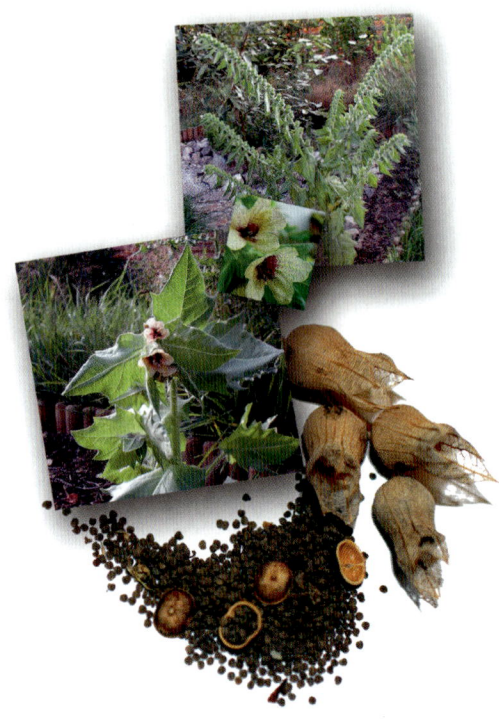

Mythos und Magie

Hier haben wir eine uralte Lehrerpflanze, die viele Völker Westeuropas seit Jahrtausenden begleitet und von ihnen als heilig geachtet wurde. Sie wurde Getränken (Met) beigesetzt und vor wichtigen Versammlungen (Thing) getrunken, um einen offenen Geist zu fördern. Man nannte die Pflanze „Bilisa" und sie wurde dem keltischen Gott des Lichtes Bel oder Belenos (der Strahlende, Helle, Glänzende) und seiner Begleiterin Belisama zugesprochen. In Griechenland, im Heiligtum des Apollon zu Delphi, sollen die Priesterinnen unter dem Einfluss des Rauches von Bilsenkraut in die Zukunft geschaut haben. Es zählt zu den Geist bewegenden Geheimmitteln (Arkana) des Paracelsus. Im schamanischen Gebrauch, insbesondere der Hexenkunst im Mittelalter, ist Bilsenkraut geräuchert ein Zugang zur Welt der Bilder und exstatischen Reisen in das Zwischenreich.

Anlässe

Natürlich ist Beltane als großes Fruchtbarkeitsfest im Jahreskreis für das Räuchern der Bilisa passend.

Ich empfehle, wenn überhaupt, nur einen höchst vorsichtigen und respektvollen Umgang mit diesem starken Pflanzengeist, um unangenehme Erfahrungen zu vermeiden. Das Bilsenkraut ist hochgradig psychoaktiv und sollte keinesfalls innerlich eingenommen werden!

Elementare Signaturen

Die Pflanze löst optisch selbst einen Bilderrausch aus. Von der wässrig-weichen Erscheinung der Jungpflanze bis hin zu den harten, mit Spitzen bewehrten Samenkapseln, die eine Überfülle an Saat enthalten, stellt sich jede Phase der Entwicklung als Extrem dar. Der merkurische Stiel ist federig und weißlich behaart, die Blätter sind aggressiv gezackt, der Blütenstängel streckt sich wie eine Leiter gen Himmel und öffnet rhythmisch Stück für Stück die Blütenköpfe nach oben, während sich weiter unten schon die Samenkapseln bilden. Die Kapseln ähneln Backenzähnen, woraus man früher schon auf die betäubende Wirkung bei schmerzenden Zähnen schloss. Das stärkste Bild bieten die blassgelben, fünfblättrigen Blütenkelche mit schwarzem Grund (saturnisch), deren Blütenblätter von violettfarbenen Adern durchzogen sind (Astralpflanzen), die der gesamten Erscheinung einen morbiden Charakter verleihen. Nimmt man dann eines der behaarten, klebrigen Blätter zwischen die Finger und riecht daran, dann stellen sich deutliche Assoziationen anrüchiger (fäkaler oder genitaler) Art ein, die durch ihre Intensität abstoßend wirken. Das Öl des Bilsenkrauts färbt Salben grün. Darin zeigt sich die mystische Begegnung mit „dem Grünen", der in der Natur agierenden, göttlichen Instanz und dem Führer in das Land der Wahrheit.

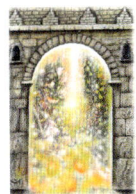

Rauchzeichen/Duftbotschaft

Wenn sinnliche Wahrnehmung die Grenze zum Übersinnlichen überschreitet, nennt man es Wahnsinn.

TOR DES LERNENS

„Pass auf, wenn du deinem inneren Pan
in die Augen schaust."

Birkenrinde

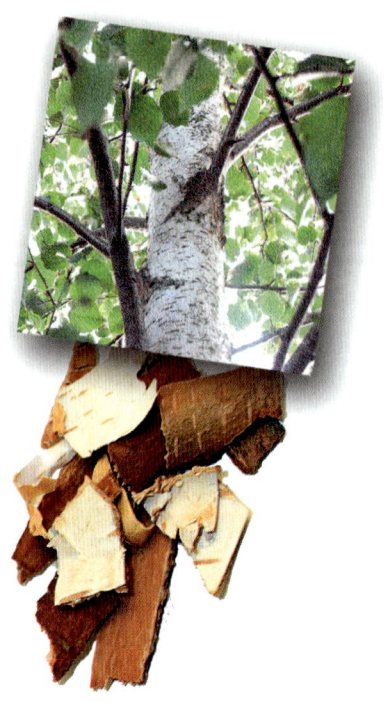

Mythos und Magie

Unsere germanischen Vorfahren sprachen die Birke der Göttin Saga zu, die Kelten sahen sie mit Brigid verbunden. Für Erstere war sie ein Baum der Überlieferung und des Ahnenwissens. Die Kelten verehrten die von ihr ausgehende jugendliche Inspiration und betrachteten die Birke als einen Baum der Wiedergeburt. So ist sie auch für uns ein Symbol für die wieder erwachende Natur.

Es gibt den Brauch, Birkenreisig als Schutz gegen Dämonen und Verwünschungen in Haus und Stall aufzuhängen. Auch der Duft verräucherter Birkenrinde ist als Schutzkraft zu empfehlen. Holzkohle aus Birkenholz ist besonders für magische Räucherzwecke geeignet.

Anlässe

Die Rinde ist ein Räucherstoff für Imbolc, Ostara, Beltane und Samhain gleichermaßen. Feiere den Aufbruch in das Neue, erkenne im Maibaum ein glückliches „Sich-finden" und zelebriere mit dem Duft der Birkenrinde die Hochzeit zwischen Himmel und Erde. Begleite mit ihm im Wonnemonat Mai die Erfahrung von sinnlicher Fülle ebenso wie im bunten Herbst die Öffnung zur Ahnenwelt.

Birkeneinfluss begünstigt Flexibilität und löst damit Verhärtungen körperlicher und seelischer Art. Der Stoffwechsel wird angeregt und Bewegung kann in Beziehungsprobleme kommen. Will man einen neuen Weg finden, dann bietet sich der Birkengeist an, um emotionale Blockaden aus dem Weg zu räumen. Der Duft der verräucherten Rinde kann dunkelbitter bis süß-schmeichelnd erscheinen. Er verbreitet Gelassenheit und kann auch sinnlich anregend wirken. Er bringt fröhliche Leichtigkeit in das Gemüt. Dort, wo Verletzungen zu seelischer Verhärtung geführt haben, kann die Botschaft der flexiblen Nachgiebigkeit Vergebung ermöglichen.

Elementare Signaturen

Die Birke hat ein weibliches Wesen. Der junge Baum ist weiß, ebenmäßig und rein in seiner Erscheinung. Wird er älter, durchziehen dunkle, waagerecht aufgesprungene Borkenrisse den Stamm. Der Archetyp Merkur und das Element Luft drücken sich in der schlanken Gestalt der Birke aus. Insbesondere der intensive Pollenflug und auch die extreme Windsamung weisen darauf hin. Die Birke ist auch der Venus zugeordnet und hat einen starken Bezug zum Element Wasser. Ein Mondaspekt kommt in der weißen Farbe ihrer Rinde zum Ausdruck. Sie besiedelte als Pionierpflanze alle feuchten Niederungen, die zurückweichende Gletscher zum Ende der Eiszeit hinterließen. Ihre Rinde ist durch den hohen Teergehalt dermaßen wasserdicht, dass man sie als Dachschindeln verwenden kann. Das Holz der Birke trocknet nie völlig aus. Folgen wässriger Einwirkung werden von der Birke dementsprechend reguliert. Im psychischen Bereich wirkt sie Depressionen entgegen.

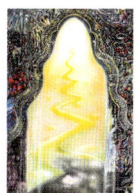

Rauchzeichen/Duftbotschaft

Die Birke schenkt eine positive innere Ausrichtung und weist auf die Lichtaspekte des Lebens hin.

TOR DER INSPIRATION

„Entdecke dein Mitgefühl."

Brunnenkresse

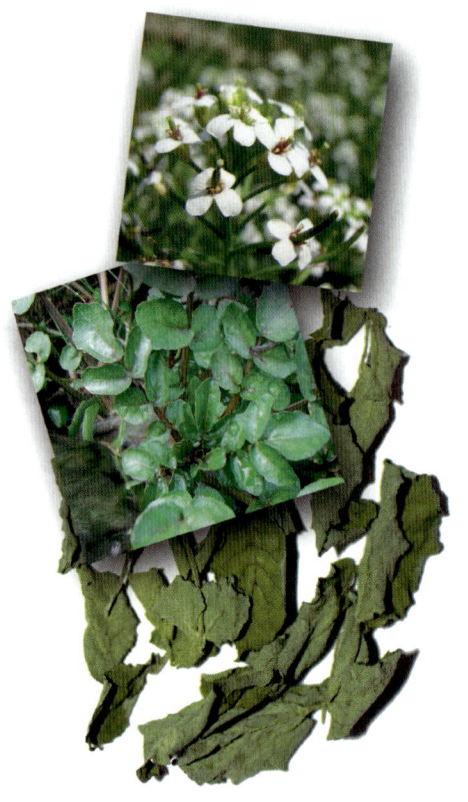

Mythos und Magie

Bei den keltischen Druiden gehörte die Brunnenkresse neben Eisenkraut, Mädesüß und Mistel zu den ganz besonders wichtigen Kultpflanzen.

Diese uralte europäische Heilpflanze, die auch von den alten Griechen und Römern als Wildgemüse geschätzt und seit dem 17. Jahrhundert in Deutschland für diesen Zweck kultiviert wurde, ist ganz besonders mit den Wasserwesen wie Nymphen und Sirenen an Quellen und Wasserläufen verbunden. Sie wirken darauf hin, das träumerische Mondwesen als vitale Kraft zum Einsatz zu bringen und die Dinge in Liebe zu ordnen. Die Brunnenkresse sorgt dafür, dass die magische Kraft des Wassers erhalten bleibt und dass wir den Gesang der eigenen Seele wieder hören können. Damit ist sie Hüterin der Heiligkeit des Wassers.

Anlässe

Mit der Räucherung dieses Krauts lassen sich magische Handlungen begleiten, die insbesondere Wasser mit einbeziehen. So kann sehr effektiv ein geweihtes Wasser hergestellt werden, indem man es mit einer heiligen Botschaft speist. Aber auch für den Regenzauber lässt es sich gut räuchern. Insbesondere für die Frühjahrsfeste ist die Brunnenkresse als Teil einer Räuchermischung geeignet.

Elementare Signaturen

Wir haben hier eindeutig eine Mondpflanze mit starkem Bezug zum Wasser und weißen Blüten. Die Pflanze benötigt sauberes, fließendes Wasser, dann entwickelt sie eine schier unbändige Vitalität im Wachstum. Ihr werden aphrodisierende Eigenschaften zugesprochen, sie fördert Geburtswehen ebenso wie den Stoffwechsel oder Harnfluss. Der senfig-scharfe Geschmack (Senfölglykoside) weist auf den sulfurischen Charakter und Mars-/Merkur-Einfluss in der Brunnenkresse hin. Schlacken werden ausgespült und Leber, Lunge, Magen, Galle und Bauchspeicheldrüse entlastet. Rheumatischen Beschwerden kann durch die blutreinigende Wirkung in Frühjahrskuren mit Brunnenkresse begegnet werden. Ihr hoher Vitamin-C-Gehalt vitalisiert und stärkt das Abwehrsystem. Während getrocknetes Kraut sich zum Verzehr nicht mehr eignet, ist die Verräucherung durchaus möglich. Man spürt zunächst eine körperliche Reaktion, dann breitet sich ein mehr als deutlicher Gefühlseindruck aus.

Rauchzeichen/Duftbotschaft

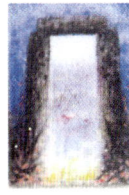

Das appetitliche Aroma löst zunächst sofort Bilder mit Wasserbezug aus und entfaltet dann einen nachhaltig fein gewebten, atmosphärischen Teppich, der den Dingen erlaubt, den ihnen zustehenden Raum einzunehmen. Auf sanfte, aber eindeutige Weise wird Bewegung erzeugt.

TOR DER KRAFT

„Erlebe dich sensibel und stark
zugleich.“

Dost

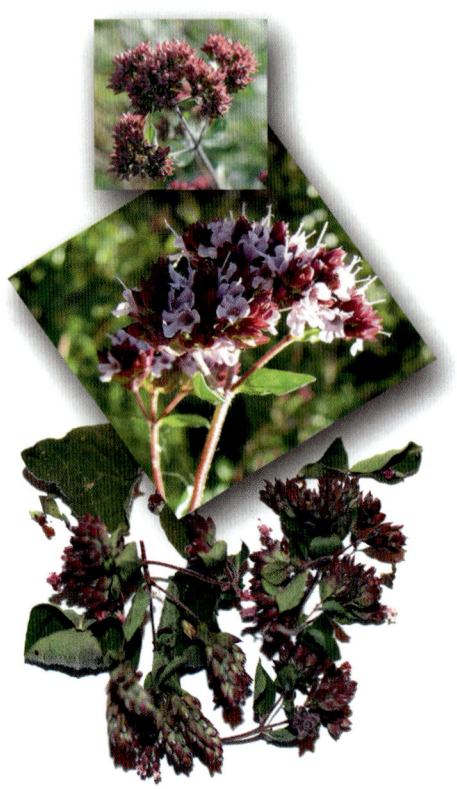

Mythos und Magie

Der Dost, auch Majoran oder Oregano, wurde in Ägypten Osiris, dem Herrscher des Jenseits, zugeordnet. Theophrast (370–285 v. Chr.) schrieb in seiner „Geschichte der Pflanzen", dass Origanum „in der Wirkung herrlich und für viele Zwecke, doch besonders für niederkommende Frauen dienlich" sei. Im Mittelalter glaubte man, Dost könne vor Hexen und dem Teufel schützen: *„Baldrian, Dost und Dill, da kann die Hex nit wie sie will."* Die Volksmagie schätzte ihn als Hauptmittel gegen böse Geister. Auch im Aqua vitae, einem Lebenselixier von Paracelsus, durfte der Dost nicht fehlen.

Anlässe

Für reinigende und schutzmagische Räucherungen, zum Beispiel als Mischung mit Wacholderbeeren und Beifuß, ist der Dost ein idealer Helfer. In Verbindung mit Johanniskraut ist dieser Schutzaspekt insbesondere zur Sommersonnenwende in den Räucherungen sinnvoll, um eine gute, elementare Begleitung für sicheres Reifen der Ernte in diesem Jahr zu erbitten. Dies gilt ebenso für das Reifen innerer Werte und Ziele.

Elementare Signaturen

Die robuste, mehrjährige Pflanze legt ein territorial sehr übergreifendes Wesen an den Tag, sie ist aber nach Paracelsus auch der Venus zuzuordnen.

Sonne und Merkur geben in dieser Pflanze als Feuer-Luft-Prinzip starke Impulse, die aktiv transformierende Energie freisetzen ohne Spannung zu erzeugen.

Nicht nur durch Wurzeltriebe, sondern auch durch vom Wind getragene Aussaat nimmt der Dost sehr schnell großen Raum ein und breitet sich exzessiv aus, ohne jedoch umfangreiche Kulturen an einer Stelle zu bilden. Aus dieser Manifestation von Flexibilität, sowie aus der violetten Blütenfarbe spricht Merkur. Er fügt sich ein und greift zu, wenn irgendwo ein Plätzchen frei ist – auch wenn der Standort nicht optimal ist. Darin zeigt sich seine Fähigkeit, auflösend zu wirken, wo sich Energien krankhaft ballen, sexuelle Übererregtheit herrscht oder seelischer Kummer das Herz belastet. Merkur bringt die frohe Botschaft des Lichts. Die Polarität zwischen Aktivität und Entspannung ist das zentrale Thema. Stau und Anspannung wird aufgelöst. Der nicht geringe Thymolgehalt dieser Pflanze bestimmt den scharf würzigen Duft. Er steht für das feurige Element und weist auf die antiseptische Wirkung ebenso wie den Schutzfaktor hin. Augenfällig im Erscheinungsbild sind auch die seitlichen Stängelaustriebe, die wechselständig parallel angeordnet das nach oben geöffnete Dreieck bilden und damit die Pflanze als Lichtempfänger der Sonne zuordnen. Die kreuzförmige Anordnung der Blätter und Stiele sah man als Hinweis auf ihr schützendes Wesen.

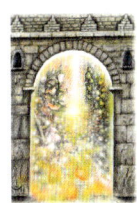

Rauchzeichen/Duftbotschaft

Dost bietet der Seele einen aromatischen Mantel, der dem Menschen hilft, auch bei Gegenwind auf dem geraden Weg zum Ziel zu bleiben.

TOR DES LERNENS

„Nimm die Gelegenheiten wahr, die sich dir bieten, um zu wachsen."

Eberraute

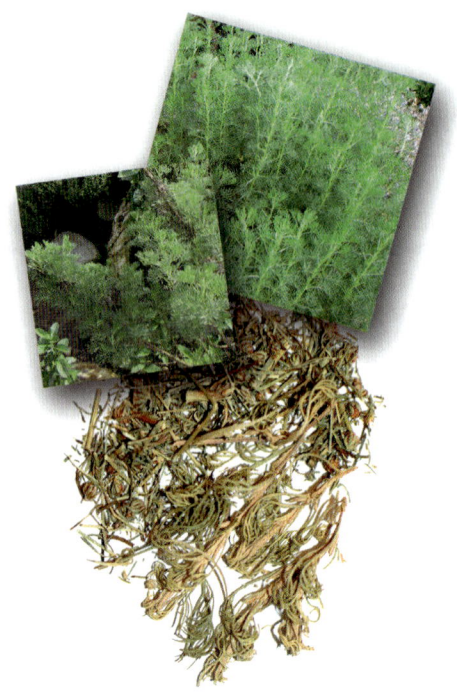

Mythos und Magie

Es handelt sich hier um ein Mitglied der Artemisia-Familie und kein Rautengewächs. Demnach untersteht sie auch der Göttin Artemis. Den volkstümlichen Bezeichnungen nach können wir die Herkunft der Silbe „Eber" von „aber" ableiten,, Was auf das Gegenteil im Sinne von „falsch" zielt, und somit „falsche Raute" meint. Dass die Eberraute auch eine Art Liebeszauber bewirken kann, entnehmen wir der volkstümlichen englischen Bezeichnung „Maiden's Ruin" (der Jungfrau Verderben).

Es wurde gesagt, mit einem Eberrautenzweig könne man jedes Mädchen für sich gewinnen, nach einer gewissen Zeit allerdings würde sich diese angezauberte Illusion dann in ihr Gegenteil verkehren. Der Pflanze hat man schon früh viele unterschiedliche Kräfte zugestanden. Augenfällig ist ihre Nähe zur weiblichen Thematik.

Anlässe

Die langen Triebe lassen sich gut in Räucherbündeln (Smudge) verarbeiten. Die Spitzen der Artemisia abrotanum riechen und schmecken nach Cola, weshalb sie auch „Coca Cola-Strauch" genannt wird. Ebenso wie diese erfrischt eine Eberrautenräucherung bei Müdigkeit. Sie vertreibt auch Würmer, Motten und Fliegen. Eine Räucherung zu Mabon/Lugnasad ist durchaus angezeigt, um im Spätsommer, wenn die Frucht reift, in der Kraft zu bleiben.

Elementare Signaturen

Eberraute enthält ätherisches Öl, Bitter- und Gerbstoffe und soll Magen stärkend, Verdauung fördernd, Wurm treibend und antiseptisch wirken und die Leberfunktion (Jupiter) unterstützen. Es kommt auch ein Feuerimpuls ins Spiel, der sich in der tonisierenden Heilkraft ebenso zeigt wie in ihrem zuerst scharfen, dann bitteren Geschmack mit leicht betäubendem Effekt. Die unscheinbaren Blüten und die ausdauernde Verwurzelung weisen auch auf das Element Erde und die Stärkung der Abwehr hin. Merkurische Aspekte sind in den fein gefiederten Blättern, kleinen Blüten und ausgeprägten Stängeln zu erkennen, was sich dann auch wieder in der Stoffwechsel aktivierenden Eigenschaft dieser Pflanze zeigt. Sie strebt mit ihren quirlig angeordneten Blättern zum Licht und entfernt sich vom Boden. Im unteren, verholzten Bereich sind die Stängel kahl. Sie ist ein „Kontaktdufter", ihr Aroma ist intensiv und dennoch flüchtig. Bisweilen nimmt der sulfurische Charakter auch einen Venus-Tonus an. Dieser Aspekt spiegelt sich bei der Eberraute ja durchaus auch in ihrem Wirkungsbezug zum weiblichen Genitalbereich. Weil anregend auf die Gebärmutter und hilfreich bei Menstruationsproblemen, ist Eberraute für Schwangere nicht geeignet.

Rauchzeichen/Duftbotschaft

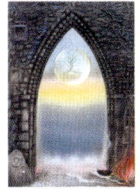

Ein kraftvoller, aromatischer Schub in Richtung Vertrauen in das eigene Potenzial geht von diesem Pflanzenaroma aus. Es bringt mit dem Thema in Kontakt, dem am hartnäckigsten ausgewichen wird.

TOR DER ZUVERSICHT

„Lass dich von den Widerständen nicht unterkriegen."

Eibe

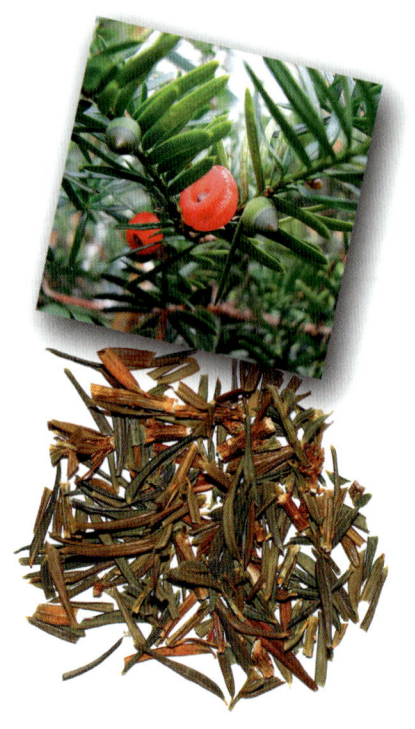

Mythos und Magie

Früher war die Eibe ein vorherrschender Baum in den Wäldern der Germanen und Kelten. Sie wird bisweilen als wahrer Weltenbaum *Yggdrasil* bezeichnet, weil sie die Menschen mit der Anderswelt verbindet. Sie gilt als Totenbaum und Schutzkraft vor Verhexung und bösen Geistern. Zweige wurden den Toten mit ins Grab gegeben, um geschützt den Übergang über den Fluss des Vergessens zu finden. Aus den Ästen können wir magisch wirksame Objekte und Räuchermittel herstellen.

Anlässe

Die Eibe ist für Räucherungen zu Samhain und die Raunächte geeignet. Aber auch zu Ostara, wenn es um den Schritt nach vorn geht, ist sie gut eingesetzt. Die Zweige werden im Sommer geschnitten und an einem schattigen Ort zum Trocknen aufgehängt. Die Eibe sollte mit besonderem Respekt und Achtsamkeit behandelt werden!

Elementare Signaturen

Die Eibe kann Schatten besser vertragen als jeder andere Baum Europas. Auf Licht (Luft) kann sie weitestgehend verzichten, nicht aber auf Wasser. Eiben werden uralt. Es gibt Exemplare von über tausend Jahren, einige sollen über zweitausend Jahre alt sein. Dies weist ganz deutlich auf den Einfluss von Saturn hin. Geht es um verhärtete, geistig-seelische Zustände und die Auflösung von Steinbildungen im Körper, kann dieser Einfluss hilfreich sein. Im Unterschied zu den meisten anderen Nadelgehölzen bilden Eiben keine verholzenden Zapfen, sondern ein beerenartiges Gebilde um den Samen herum. Bis auf diesen Samenmantel, der becherartig den Samen umgibt, sind alle Pflanzenteile stark giftig. Die rote Farbe der Früchte weist auf einen Einfluss durch Mars im Fortpflanzungsbereich hin. Interessant ist hier zunächst die Zweihäusigkeit mit weiblichen und männlichen Eiben, aber auch der Grenzübertritt zum Tierreich: Erst im Vogelmagen wird der Samen durch entsprechende Säuren keimfähig und nach der Ausscheidung zur Verbreitung gebracht. Auch in der rötlichen Rinde erkennt man den sulfurischen Charakter, der in diesem starken Baum als Lebenskraft- und Energiespender wirkt. Am stärksten ist jedoch Saturn in seiner Funktion als „Hüter an der Schwelle" tätig. Ihr hohes Alter und ihre stetige Erneuerung aus abgestorbenen Teilen weist auf sein konservatives Wirken hin. Dunkel und kühl manifestiert sich das geistige Wesen dieser Pflanze den Sinnen. Um Sinnsuche sollte es auch vorzugsweise gehen, wenn man sich unter diesen stark zentrierenden Einfluss begibt. Es muss um das Wesentliche gehen, sonst kann man diesen erdigen Eindruck möglicherweise nur schwer ertragen. Er erzählt von der Zeit und den Wandlungen der Materie, von der Vision des Geistes, dem Loslassen und Einssein. Geduld, Disziplin, Demut und Einsicht sind da nötig.

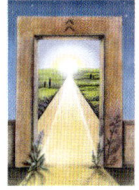

Rauchzeichen/Duftbotschaft

Alte und zugleich bekannte Themen tauchen unter dem Einfluss des dunklen, strengen Aromas dieses Ahnenbaumes aus der Tiefe auf und wollen gelöst werden, damit wir voranschreiten können.

TOR DER IDEALE

„Sei mutig und
lass dich in das Neue fallen."

Eisenkraut

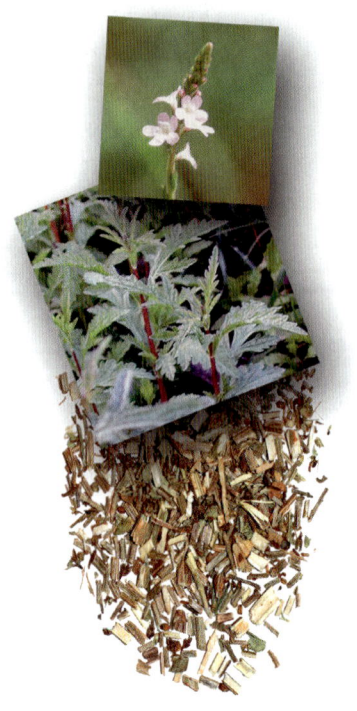

Mythos und Magie

Eisenkraut vertreibt die bösen Zauber und Gespenster und soll von den Druiden zum Wahrsagen und Prophezeien verwendet worden sein.

Ein mythischer Bezug zur Schmiedekunst wird dieser Pflanze zugeschrieben. Auch zum Härten des Eisens soll es verwendet worden sein. Es nimmt nicht wunder, dass Eisenkraut eine der 12 magischen Pflanzen der Rosenkreuzer und heilige Pflanze der Kelten war, die man für den Erhalt göttlicher Inspiration und Hellsichtigkeit verwendete. Der klare Blick und die Stärkung der spirituellen Sicht standen bei dieser Zauberpflanze immer im Vordergrund, wenngleich ihre antike Bezeichnung „Venusblut" auch den Bezug zur Göttin der Liebe aufzeigt.

Anlässe

Eisenkraut lässt Angst und Unsicherheit verfliegen und empfiehlt sich als beste Ausgleichsräucherung, wenn Überspanntheit droht und in wichtigen Momenten die Energie klar und zielorientiert ausgerichtet werden soll. Ein guter Räucherzeitpunkt ist die Mittsommernacht und das Schnitterfest am 2. August (Lugnasad, Lammas).

Elementare Signaturen

Dem Jupiter als dem Schutzpatron der Schmiede wurde Eisenkraut neben dem Mars zugeordnet. Es galt als Glück bringend und sollte die Manneskraft stärken. Die mehrjährige Pflanze mit kurzem Wurzelstock wächst in ganz Europa ausdauernd an Wegrändern, Mauern, auch auf kargem, steinigen Boden und wird fünfzig bis siebzig Zentimeter hoch. Die Signatur des Eisenkrauts hat mich in meinem Garten sehr beeindruckt. Die Pflanze nimmt ihren Raum sehr expansiv ein, ohne dass sie physisch „dicht" erscheint. Man steht vor der in voller Kraft stehenden Staude und kann doch jedes Detail des darunter liegenden Bodens erkennen. Ihre neugierigen, winzigen Blütenköpfchen schlängeln sich an langen Stielen in jeden Winkel des sie umgebenden Terrains, wo dann prompt im nächsten Jahr die junge Saat massiv heraussprießt. In dieser Art der Verbreitung habe ich ihren Mars-Charakter erkannt. Die Heilwirkung von Eisenkraut liegt einerseits im Atemwegs-, Verdauungs- und Harnwegsbereich, sie hilft gegen Nieren- und Gallensteine; als homöopathisches Mittel wird Eisenkraut aber auch bei Nervenleiden und Schlafstörungen eingesetzt. Als Bachblüte hilft es bei überschießenden, allzu enthusiastischen Persönlichkeitsstrukturen. Eisenkraut baut Selbstzweifel ab, stärkt die Entscheidungsfähigkeit und vermittelt Selbstvertrauen, Mut und Zuversicht. Geistiges Arbeiten wird unterstützt, was hilfreich ist, wenn es darum geht, seinen klaren Ausdruck zu finden.

Rauchzeichen/Duftbotschaft

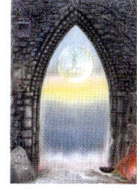

Eisenkraut ist eine aromatische Autorität, die den Sucher an die Hand nimmt und in sein ureigenes, visionäres Kraftzentrum führt. Hier kommt Lösungsenergie wie von selbst, wenn diffuses, ambivalentes Schwanken zwischen „wenn" und „aber" nur Erschöpfung und Zweifel hinterlassen hat.

TOR DER ZUVERSICHT

„Erkenne die heilende Vision aus dem Jenseits."

Engelwurz

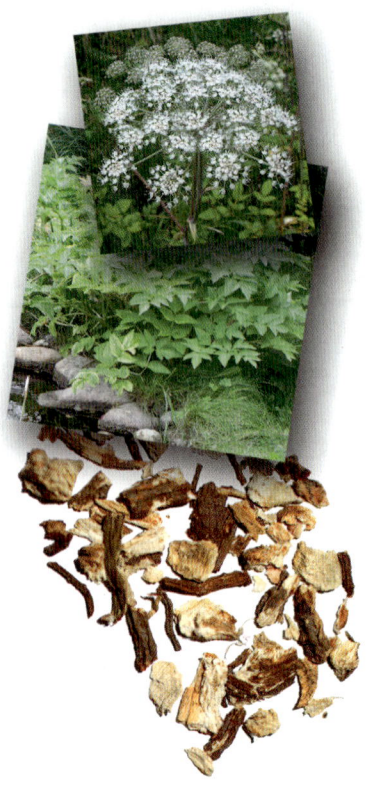

Mythos und Magie

Seit dem 14. Jahrhundert wurden die außergewöhnlichen Heilkräfte der Engelwurz auch in Mitteleuropa allgemein bekannt. Der Volksmund sagt, dass sie den Menschen von einem Engel als Heilmittel gegen die Pest gezeigt wurde. Als Pflanze des Erzengels Michael wurde ihr große Schutzkraft vor Verwünschungen und schwarzmagischen Anschlägen zugesprochen. Ihre Lichtkräfte sind so stark, dass sie jedes Dunkel durchdringen. Sie war Bestandteil des mittelalterlichen Allheilmittels „Theriak". Schon immer wurde diese Pflanze auch mit den Elfenwesen in Verbindung gebracht.

Anlässe

In der klassischen Schutzräucherung darf Engelwurz nicht fehlen. In den Raunächten ist sie sicher hilfreich. Insbesondere zu Samhain kann eine Räucherung der Wurzel sehr empfohlen werden, um gebundenen Seelen den Weg zum Licht zu weisen.

Elementare Signaturen

Sonne und Jupiter zeigen sich im majestätischen Wuchs und Merkur in der großen Blütendolde. Nach ihrer einmaligen Blüte und Fruchtreife stirbt die Pflanze.

Stärkend und schützend soll sie medizinisch auf Herz und Kreislauf wirken. Auf das Abwehrsystem nimmt sie besonders förderlichen Einfluss, was ihr einen guten Ruf als Mittel gegen Infektionskrankheiten einbrachte. Aus ihrer kraftvollen Wurzel wächst ein dicker Schaft, der bis zwei Meter hoch werden kann. Die weißen Blütendolden verbreiten einen intensiven, aromatischen Duft. So ist auch der astral-sinnliche Einfluss auf die Stärkung der männlichen Sexualkraft verständlich. Damit ist sie Mittler zwischen den höchsten Höhen und den tiefsten Tiefen und Retter in der Not. Fest im Boden verankert überbringt sie die Himmelsbotschaft mit ihrem mächtigen Schaft, aus dessen Blütendolde ein Kosmos explodiert und in der Endphase Sternensaat verteilt wird. Himmlisches Feuer wird den Schwachen und Mutlosen zur Stärkung angeboten, auf dass sie ihre innere Verbundenheit mit den Kräften der Erde spüren und ihren Weg finden mögen. Der aromatische Rauch dieser Wurzel ist von ganz besonderer Qualität. So wie die Kraft aus der Wurzel nach oben drängt und mit dem gewaltigen Schaft die große Blütendolde dem Licht des Himmels entgegenreckt, als wolle sie den Mächten der Finsternis entgegentreten, kann diese Pflanze mit ihrer aromatischen Botschaft gegen Melancholie und Depression zu Felde ziehen und Licht in die Dunkelheit der Seele bringen.

Rauchzeichen/Duftbotschaft

Die Engelwurz besitzt einen kräftigen, erdig-warmen Rauch mit scharfer bis süßlicher Grundnote, der einen mächtigen Orientierungsschub in Richtung

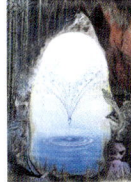

Mitte erzeugt. Das macht Mut, auf die Bühne des Lebens zu treten und mit ureigener Energie dramaturgisch aufzutreten und den eigenen Weg zur Quelle zu finden.

TOR DER KREATIVITÄT

„Geh den eigenen Weg."

Fenchelsaat

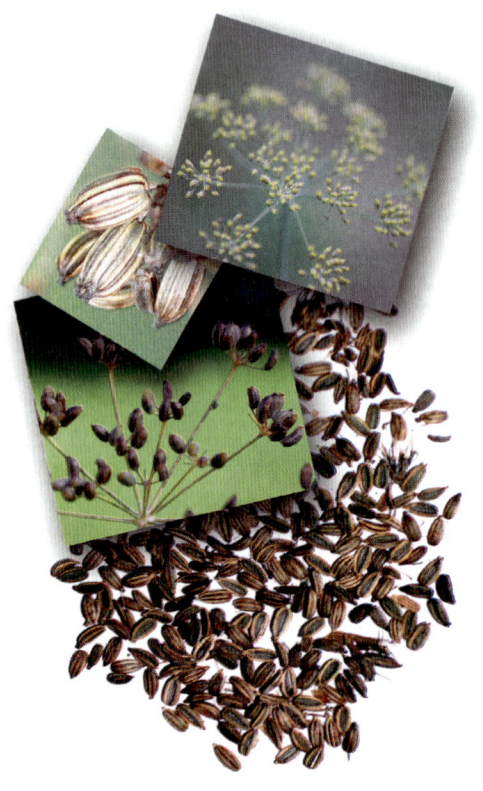

Mythos und Magie

Fenchel gilt als ein uraltes Heilmittel, das Langlebigkeit, Mut und Stärke verleihen kann. Die alten Ägypter verehrten ihn als Heilpflanze, die Römer der Antike benutzten ihn als Kultpflanze und die Griechen für mythische und medizinische Zwecke. Die Räucherung, so sagte man im Mittelalter, sei geeignet, böse Geister fernzuhalten.

Anlässe

Fenchel hilft bei Einsamkeitsgefühlen.

Der mit dem Anis verwandte Duft mit einer leicht waldigen Note lässt sich gut mit Lavendel und Weidenrinde einsetzen, wenn es um die Bewältigung von Verlusten geht. Etwas strenger als Anis im Eigenduft empfiehlt es sich, ihn in Mischungen einzusetzen und die Saatkapseln vorher zu mörsern, da sie sonst mit einem kleinen Knall auf dem Feuer zerplatzen können. Für Julfest-Räuchermischungen und Imbolc-Entgiftung ist Fenchel eine geeignete Komponente.

Elementare Signaturen

Merkur, den Archetyp der meisten Doldenblütler, erkennt man im filigranen Blatt und dem luftigen Blütenaufbau. Der strahlenförmige Blütenstand des Fenchels fängt kosmische Energie ein und überträgt sie auf die Erde. Nach Paracelsus dient er der Entgiftung und Stärkung des inneren

Alchimisten. Er verwendete ihn als Bestandteil eines Augenweins gegen Sehschwäche und hat ihn außerdem als Heilmittel für Greise empfohlen. Fenchel sei ein Lebenselixier, weil er frisch und gesund erhalte und vor Fäulnis schütze. Dies sei insbesondere in Verbindung mit Baldrian und Koriander der Fall. Fenchel aktiviert den Stoffwechsel und legt einen sonnigen Charakter an den Tag. In einem 4-Winde-Tee aus Anis, Fenchel, Kümmel und Koriander wirkt er gegen Blähungen. Insgesamt ist er für die Reinigung der inneren Flüsse gut, entgiftet, neutralisiert und löst Krämpfe bei Verdauungsstörungen (Leber, Milz, Galle). Die Östrogen ähnliche Wirkung, die auch Milchbildung bei stillenden Frauen fördert, weist auf den Venus-Bezug zum Weiblichen hin. Man sagt dem Fenchel außerdem eine belebende Wirkung auf das Liebesleben nach.

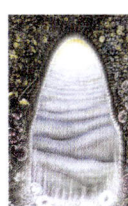

Rauchzeichen/Duftbotschaft

Fenchel regt zu einer Lösung und Klärung von angestauten Problemen; er führt nach Hause in die Geborgenheit und zu innerer Stabilität.

TOR DER GROSSZÜGIGKEIT

„Hol dir Trost und Entspannung."

Frauenmantel

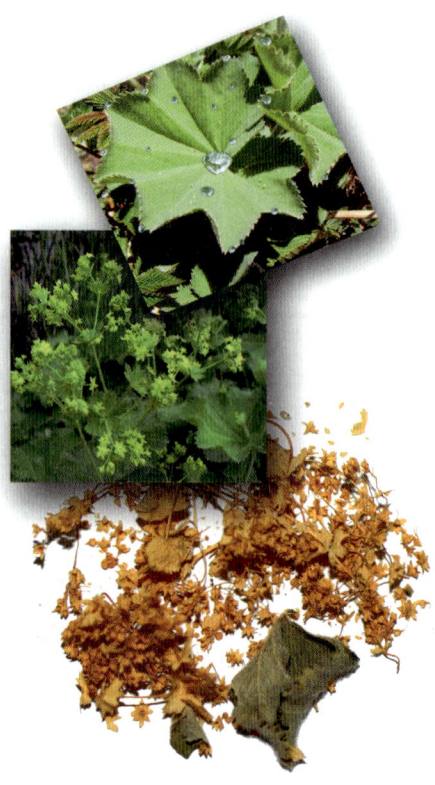

Mythos und Magie

Der Frauenmantel ist eine Pflanze, die mit himmlischem Wasser gesegnet wird. Ein Sinnbild für die Transformation des Stofflichen in das Geistige zeigt sich darin, dass Wasser empfangen, geläutert und wieder dem Himmel angeboten wird. Tränenschön und Taubecherl oder Wasserkelchblume sind volkstümliche Namen, die auf diese Eigenschaft hinweisen. Die Germanen haben den Frauenmantel Freya, der Göttin der Liebe und Fruchtbarkeit zugeordnet und ihn bei abnehmendem Mond gesammelt, um die Blutung der Frauen zu stillen und Wunden zu schließen. Sehr wichtig war Alchemilla früher für die Alchimisten. Sie sollen die Tautropfen aus der Blattmulde gesammelt haben, um den Stein der Weisen (Lebenselixiere) damit herzustellen.

Anlässe

Die Blüten kann man gut begleitend räuchern, wenn sensible Ausgleichsprozesse anstehen, die eine Integration des weiblichen Wesens, damit verbundenes Wissen oder Themen der Großen Erdgöttin betreffen. Dies ist zu Beltane und Mabon durchaus stimmig.

Elementare Signaturen

Empfangend wie eine Gebärmutter ist die Gebärde des Blattes, das sich zu einem Gefäß formt. Die Venus steht natürlich archetypisch für diese Frauenpflanze und spiegelt sich in den grünlichgelben, duftenden Blüten (die Grundfarbe dieses Planeten). Frauenmantel wird auch dem Mond zugeordnet wegen des Wasserbezugs und der Neunzahl der Blätter. Die Pflanze kommt ohne Befruchtung aus und weist damit auf die jungfräuliche Empfängnis hin. Die Nachkommen entsprechen immer genau der Mutterpflanze. Sie steht für die weiblichen Rhythmen. Die Wimpernhaare des Blattrandes scheiden nachts Wasser ab, das sich wie ein Elixier in der Blattmulde sammelt. Als Rosengewächs ist sie auch auf Herzenskontakt ausgerichtet. Sie zieht die Hitze aus dem Prozess. Die zähe, faserige Struktur der Blätter und Stiele weist auf eine das Bindegewebe stärkende Qualität hin. Paracelsus schrieb dem Frauenmantel auch Knochen stärkende Kräfte zu (Saturn). Er zählte ihn zu den Kieselsäurelieferanten, die man oft an ihrer dichten Behaarung erkennt. Er ist äußerst stabil in seiner Gestalt (Jupiter in sich selbst ruhend) und hat ein bewahrendes, dem Leben zugewandtes Wesen.

Rauchzeichen/Duftbotschaft

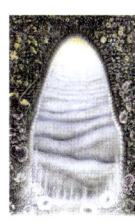

Eine beständige, konstruktive Grundhaltung kommt im Frauenmantel zum Ausdruck. Die Pflanze enthält stark antioxidativ wirkende Substanzen (Tannine, Harze, Phytosterine, Saponine). Psychisch-seelisch spricht er die innere Frau und die Gebärfähigkeit im Menschen als kreatives Potenzial im übertragenen Sinne an. Der Ausgleich von Nehmen und Geben wird durch das Räuchern unterstützt.

TOR DER GROSSZÜGIGKEIT

„Finde deinen inneren Rhythmus
und schwinge dich ein.“

Gierschblüten

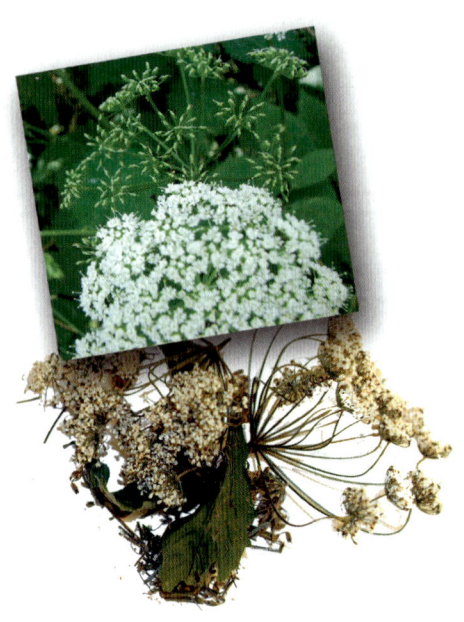

Mythos und Magie

Man fand diese Pflanze in Gräbern der Neandertaler. Sie ist also ein sehr alter Begleiter unserer Kultur und war in der Urzeit möglicherweise das stärkste Mittel gegen den Gichtschmerz. Da diese Krankheit als Folge magischer Verwünschung gesehen wurde, durfte man im Geißfuß auch eine Schutzkraft vermuten.

Ein Bezug zur Erdmutter Holle ist in seinem Namen „Erdholler" verankert. Die Römer sollen das Kraut als „Soldatenspeise" bezeichnet haben, was zu seinem militanten Charakter in der territorialen Durchsetzung passt.

Anlässe

Da der Giersch ständig nachwächst, stellt er das ganze Jahr über sein Blattwerk zur Verfügung. Es ist ein wohlschmeckendes Dauergemüse, das zugleich die Vitalkraft stärkt. Wenn die Erde zum Ende des Winters aus der Erstarrung erwacht, gehört diese Pflanze zu den Vorkämpfern des Frühlings und ist für die 9-Kräutersuppe als Energiespender unverzichtbar. Wir hatten mit ihm über Jahrzehnte ein persönliches Abkommen geschlossen und ihm ein Territorium angeboten. Den anderen Bereichen ist er in der Folge tatsächlich fern geblieben. Der zwischen blumig und würzig wechselnde Duft der Blüten kann ein emotionales Feuerwerk in einer Räucherrunde auslösen. Die Blüten lassen sich ideal zur Mittsommernacht räuchern.

Elementare Signaturen

Der Stiel zeigt im Querschnitt eine Herzform und auch der rötliche Stielansatz (Fuß) weist auf ein marsianisches Wesen hin. Sein aromatischer Geschmack ist der Petersilie ähnlich und liefert für den Stoffwechsel einen anregenden Impuls. Geißfuß ist das volkskundlich bekannteste Mittel gegen die Gicht, also dem Krankheitskomplex, der die Gelenke befällt und in ihrer Bewegungsfreiheit schmerzhaft einschränkt. Geißfuß kann Ablagerungen und Stoffwechselschlacken lösen, damit sie aus dem Körper gespült werden können. Wie alle Doldenblütler entwickelt der Giersch einen starken Ätherleib, das heißt er entfaltet enorme Vitalität, die aber nicht wie bei den meisten anderen Vertretern dieser Familie nach der Blüte verbraucht ist. Insgesamt ist die Lebenskraft dieser Pflanze stark genug, dass auch nach dem Blühen noch junges Kraut austreibt und damit bis in den Herbst hinein gesammelt werden kann. Die astrale Kraft mit ihrem Bezug zur Gefühlsebene dokumentiert sich beim Giersch neben der Blüte in den unteren Bereichen vom Stiel bis in die Wurzel. Dies wird von der rötlichen Färbung und Herzform symbolisiert, die man aus dem Querschnitt des unteren Stiels eines Gierschblattes erkennen kann.

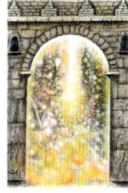

Rauchzeichen/Duftbotschaft

Wenn Lebenskraft, Mut und Lust für ein neues Vorhaben benötigt werden und die Bereitschaft für Veränderung vorhanden ist, wird der aromatische Rauch einen starken Impuls auslösen, der uns ermuntert, beherzt voran zu gehen.

TOR DES LERNENS

„Bewege und verwandle dich.“

Ginkgo

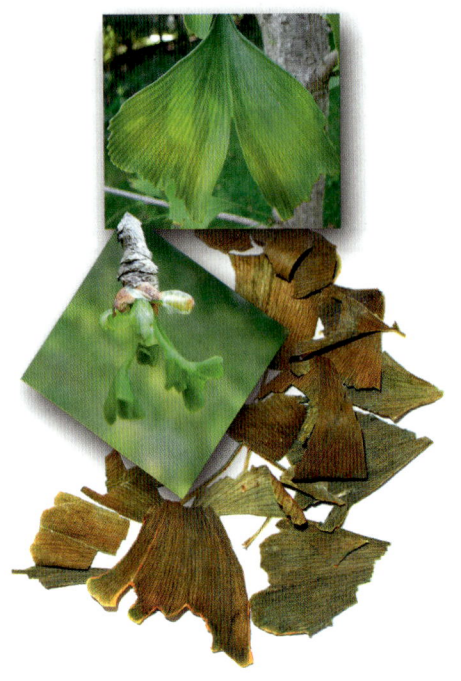

Mythos und Magie

Dies ist eine als „lebendes Fossil" bekannte Baumart. Das älteste Blattfossil ist etwa 270 Millionen Jahre alt, was den Ginkgo auf das Zeitalter der Dinosaurier datiert. Es ist der einzige noch existierende Vertreter einer ansonsten ausgestorbenen Spezies. Der Baum stammt aus Ostasien, wo man ihn unter anderem als Tempelbaum kultiviert. Der Ginkgo vereint Langlebigkeit, Widerstandsfähigkeit und Anpassungsfähigkeit in sich. Da er nachweislich so gut wie keine Schädlinge hat und in nahezu jedem Klima und in jedem Boden gedeiht, kann er unter günstigen Bedingungen ein hohes Alter erreichen. In Asien sind tausend Jahre alte Bäume bekannt, weshalb der Ginkgo als Kraft spendendes Symbol für ein langes Leben, Fruchtbarkeit, Freundschaft, Anpassungsfähigkeit und Unbesiegbarkeit betrachtet wird.

Anlässe

Der Ginkgo, ein großer, ehrwürdiger Neutralisierer, ist in der Lage, in seinem Umkreis alle energetischen Störfelder zu entkräften. Er vereint die Pole und wirkt damit destruktiven Auswüchsen aus negativen Gedankenformen entgegen. Goethe fragte in seiner Sammlung *West-östlicher Diwan:* „Ist es ein lebendig Wesen, das sich in sich selbst getrennt? Sind es zwei, die sich erlesen, dass man sie als eines kennt?"

Immer wenn Trennung bearbeitet oder Wiedervereinigung gefeiert wird, dann ist eine begleitende Ginkgo-Räucherung empfehlenswert.

Elementare Signaturen

Das in der Pflanzenwelt einzigartige, zweigeteilte Blatt und seine Zweihäusigkeit wurden schon früh mit dem Symbol des Yin-Yang in Verbindung gebracht. Die aufstrebende Wuchsform des Stammes (Yang) und die sanfte Weichheit des Blattes (Yin) weisen darauf hin. Das Blatt erinnert an die zwei Hemisphären der Großhirnrinde, die ja auch das Rational-Analytische mit dem Intuitiv-Assoziativen vereint. Man sagt dem Baum eine schützende Wirkung gegen das Feuerelement und seine zerstörerischen Kräfte nach. Interessant ist das im Lichte der modernen Forschung, die in diesem Baum einen Wirkstoff gegen oxidative Zellbeschädigungen durch freie Radikale entdeckt hat. Die heutige Heilkunde spricht dem Ginkgo vornehmlich eine Durchblutung fördernde Wirkung zu. Aus ihm gewonnene Mittel werden zur Verbesserung der Gedächtnisleistung und wegen ihrer antioxidierenden Wirkung eingesetzt. Man macht mit ihnen auch gute Erfahrungen bei Tinnitus und Hörsturz. Das Leben trotz störender Einflüsse zu erhalten kennzeichnet die regulative Ausrichtung dieses Pflanzengeistes.

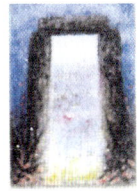

Rauchzeichen/Duftbotschaft

In diesem grün-aromatischen Rauch wird ein heiliger Raum geschaffen, ein innerer Tempel, der dem entkräfteten Wanderer eine Ruhestatt anbietet. Lösungen und neue Kraft kommen wie von selbst.

TOR DER KRAFT

„Finde dein inneres Gleichgewicht
und du wirst ewig leben."

Gundermann

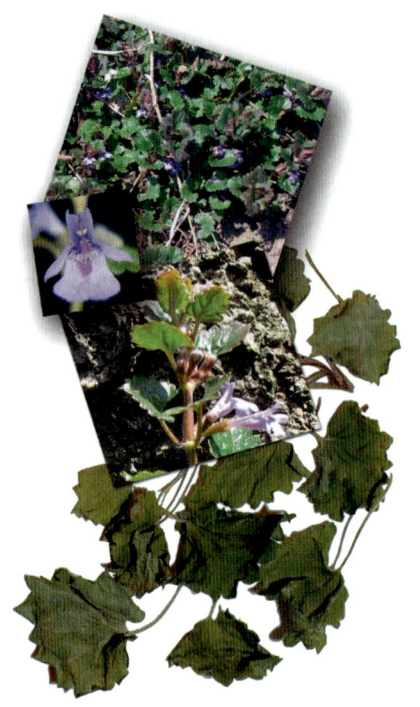

Mythos und Magie

Diese unscheinbare Pflanze mit dem zwergenhaften Wuchs steht in spezieller Verbindung zu den Erdgeistern, Wichteln und Kobolden. Sie sucht die Nähe des Menschen ohne besonders aufzufallen. Dort, wo sie sich ansiedelt, sind auch diese aufbauenden Naturkräfte am Wirken und offen für Kontakt und Kommunikation mit den Menschen. Sie verkörpert das Mysterium des Grünen und so schreibt auch Hildegard von Bingen in diesem Zusammenhang: „Es ist eine Kraft aus der Ewigkeit und diese Kraft ist grün."

Als Lippenblütler steht die Pflanze in besonderem Bezug zu den regenerierenden Kräften des Lichts und der Göttin Freya. Ihr wird eine Dämonen vertreibende Kraft zugesprochen. Als Milchzauberpflanze ist sie über Jahrhunderte eingesetzt worden, wenn die Kühe nicht genug Milch gaben oder die Milch sich nicht richtig buttern ließ. Sich mit den erwachenden Lebenskräften der Mutter Erde zu verbinden ist die zentrale Bedeutung bei ihrer Anwendung in der magischen Tradition.

Anlässe

Als eines der ersten Frühjahrskräuter hat der Gundermann seine klassische Verwendung in der „Gründonnerstagssuppe" aus neunerlei frischen Kräutern. Es regt den Stoffwechsel zu Beginn des Frühjahrs an und hilft die Starre des Winters loszulassen und sich dem Vertrauen in das immer wieder erneuernde Leben und die Hoffnung hinzugeben. Im Frühjahr ist es mit seinem feinen, erdigen Duft auch ein passender Räucherstoff für die Walpurgisnacht (Beltane) und an Samhain für die Rückbindung an die Erdkräfte.

Elementare Signaturen

Das Erscheinungsbild dieses Kräutleins ist unauffällig. Dennoch zeigt es sich überlebensstark im territorialen Wettbewerb durch die Fähigkeit sich in die Gemeinschaft mit anderen Spezies zu integrieren. Als Teil des Großen Ganzen scheint es in keiner Weise anderen Pflanzen den Raum streitig zu machen. Gundermann wirkt im Hintergrund höchst lebendig. Seine runden Blättchen mit den gekerbten Rändern, in denen man auch die Signatur der Venus erkannte, bilden subtile Muster zwischen den anderen Pflanzenformen. Dementsprechend wirkt er auch gegen Entzündungen der Beziehungsorgane, Blase und Niere. In ihrer Form erinnern die Blättchen etwas an menschliche Ohren, woraus man dann auch ihre Wirksamkeit bei Ohrensausen ableitet. Hier und dort lugen ihre blauen Blütenköpfe hervor – sie scheinen mit den anderen Pflanzen regelrecht zu einer Einheit zu verschmelzen.

Rauchzeichen/Duftbotschaft

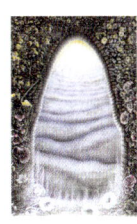

Das würzige bis erdige Aroma hat einen verbindenden Charakter und überbringt die Botschaft, dass nicht Kampf, sondern Versöhnung und das Element der Gemeinschaft die schöpferische Aufgabe am besten erfüllen können. Das Wesen des Gundermann enthält Licht und Wärme und damit Leben spendende Energien. Alles, was nicht mehr im Prozess des lebendigen Wandels steht, wird von ihm ohne Gewalt aus dem erstarrten Zustand gelöst.

TOR DER GROSSZÜGIGKEIT

„Nimm deine Aufgabe an
und erfülle sie.“

Hainbuche

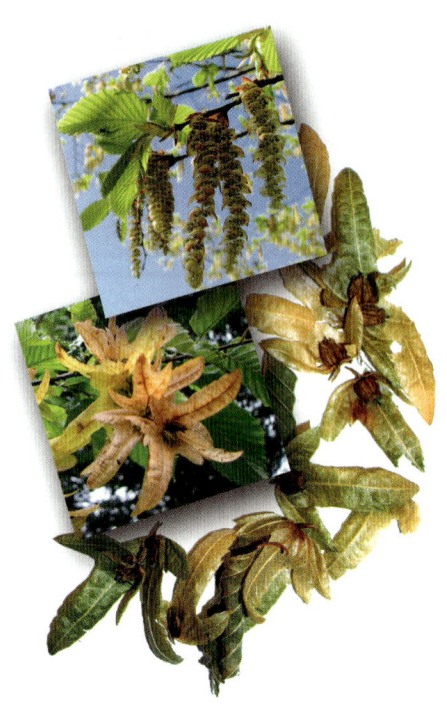

Mythos und Magie

Vor vielen tausend Jahren bildete die Hainbuche das Unterholz im Schatten der urweltlichen Baumriesen. Der Name Eisenbaum leitet sich von der Qualität des Holzes und seiner Fähigkeit, stärksten Beanspruchungen standzuhalten, ab. Da er Beschneidung (Verstümmelung) gut ertragen kann, unterwarf man ihn dem strengen Formschnitt in geometrischer Gartengestaltung. Somit wird deutlich, dass dieser Baum sich von jeher hat instrumentalisieren lassen. Schon in frühester Zeit nutzten die sesshaften Menschen ihn zum „einhagen" ihrer Felder und Wiesen und noch heute wird dieser hartholzige Baum vom Menschen mit Vorliebe zu einem Heckendasein vergewaltigt. Botanisch gehört er auch nicht zu der Buchenfamilie, sondern zu einer Untergruppe der Birkengewächse, den Haselgewächsen. Die wiederum gehören zu den magischsten Pflanzen der nordeuropäischen Region. Der Zusammenhang mit Fruchtbarkeit und merkurischem Wirken zwischen Diesseits und Jenseits qualifiziert die Hainbuche als Grenzbaum.

Anlässe

Die geflügelte Saat und die Blätter lassen sich vorzugsweise zur Abwehr negativer Gedanken räuchern. Immer, wenn es gilt, eine zuversichtliche innere Haltung im Hinblick auf das Kommende einzunehmen, kann eine rituelle Räucherung mit der Hainbuche Wunder wirken. Dies und die fruchtbare Fülle dieses Baumes machen ihn geeignet für Imbolc, Beltane und Mittsommernacht in der Hoffnung auf eine gute Ernte.

Elementare Signaturen

Eine saturnische Energie spricht aus dem extrem harten und außergewöhnlich schweren Holz seines Stammes. Seine kleinen Samennüsschen, die im Mai/Juni als attraktive, hängende Büschel in üppiger Fülle den Baum schmücken, sind mit Flügeln versehen, damit der Wind die Saat über Kilometer hinweg tragen kann. Hierin erkennen wir den Merkur-Einfluss. Schnelle Regenerierungsfähigkeit scheint die Spannung zwischen Saturn und Merkur zu bewirken. Die Lebenskraft ist ein zentrales Thema dieses Baumes und lässt Jupiter erkennen. Er vermittelt, wie man unter großen Anforderungen den Boden unter den Füßen und die Realität im Auge behält. Persönliches, inneres Wachstum kann nur durch Koordination von Kopf und Herz im „wirklichen Leben" erfolgen. Das gelingt nur durch die Akzeptanz der Dinge, wie sie sind, und nicht mit der Vorhersehbarkeit auf der Grundlage rationalen Kalküls. Es ist das Vertrauen auf die hinter den Dingen wirkenden Gesetze, das es dem Menschen ermöglicht, Situationen aus dem Moment heraus spontan und unmittelbar zu erfassen.

Rauchzeichen/Duftbotschaft

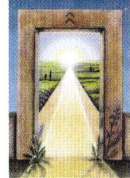
Verspannungen entstehen durch innere Konflikte zwischen der Intoleranz kritischen Denkens und der emotionalen Realität. Die Hainbuche führt zurück in die Harmonie. Sie löst die Blockade auf, die sich zwischen dem Subjektiven und dem Objektiven aufgebaut hat.

TOR DER IDEALE

„Finde festen Halt
und eine gute Basis im Leben."

Holunder

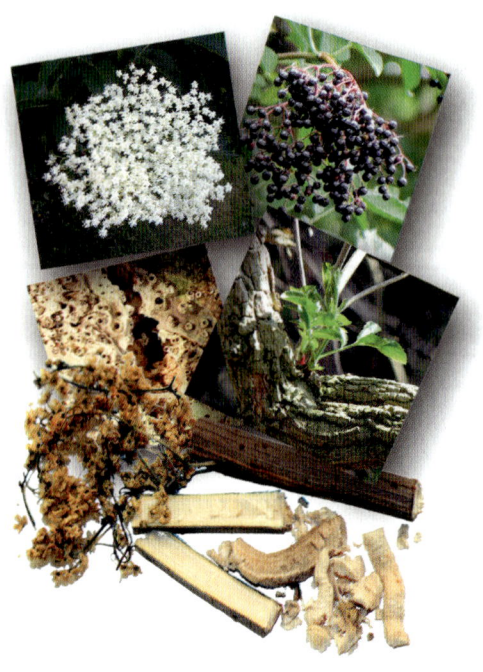

Mythos und Magie

Frau Holle ist die mächtige Göttin der Unter- und Oberwelt, die in dieser Pflanze wirkt (Hollerbaum), deshalb ist sie mit großem Respekt zu behandeln. Ihr Holz sollte keinesfalls gedankenlos geschlagen und schon gar nicht verbrannt werden, denn es bindet destruktive Kräfte, die dadurch freigesetzt werden und Unglück bringen können. Frau Holle hilft den Gebärenden und schützt die Kinder. Sie ist in der Mythologie mit dem Storch verbunden, der die Seelen der Neugeborenen aus dem Jenseits begleitet und so die Zukunft auf der Erde sichert. Die Germanen sahen im Holunder einen Sippenbaum, der für das Schicksal der Menschen steht. Er stellt den Kontakt zu den Ahnen her und beschützt Familie, Haus und Hof. Es ist eine Mysterienpflanze und Sinnbild für geistige Entwicklung. Der Holunder liebt den Halbschatten. Er ist ein Schwellenbaum, der als Durchgang zur Anderswelt den Naturwesen der Erde den Kontakt zu unserer Welt eröffnet, das oberirdische Reich aber auch vor unheilvollen Einflüssen schützt.

Anlässe

Schutzräucherungen mit dem Holundermark helfen, an der Schwelle zu neuen Schritten im Leben den rechten Zeitpunkt für das Handeln zu finden. Auch die Blüten lassen sich räuchern, um eine leichte und geschützte, kindlich fröhliche und zuversichtliche Atmosphäre zu schaffen. Mark und

Holz kann man gut zu Samhain, von den Raunächten zur Jahreswende bis Imbolc und Ostara räuchern, und die Blüten sind an Beltane, aber auch vom Advent bis zum Julfest besonders gut geeignet.

Elementare Signaturen

Schauen wir uns die Signatur an, dann fällt als erstes das uralte, greisenhafte Aussehen der Rinde auf. Die alten Äste beugen sich zur Erde hinunter, als ziehe es sie zu ihr zurück. Aus diesem fast tot anmutenden Geäst brechen im Frühjahr explosionsartige Triebe hervor und streben mit fast unheimlicher Vitalität steil zum Himmel empor. In diesem Bild spiegelt sich die Verbundenheit dieses Baumes mit der Schwelle von Leben und Tod. Jeder Entwicklungsprozess fordert auch immer wieder eine Neuorientierung und das Loslassen von Konzepten und Zielen. Das Thema der geistigen Reifung, des Erwachsenwerdens und des Prozesses der Lebensenergieentfaltung wird von diesem Baum erfasst. Die Überfülle der weißen und geheimnisvoll süßlich duftenden Blütenpracht, die wie ein Hochzeitskleid erscheint und sich dann im Spätsommer/Herbst in ein schwarzes Gewand schwerer Beerenstände mit säuerlichem Geschmack verwandelt, berichtet von der Transformation der Lebensenergie und dem Abschluss eines Prozesses, um mit neuer Vitalität zur nächsten Runde anzutreten.

Rauchzeichen/Duftbotschaft

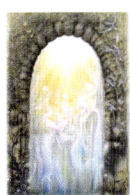 Wer sich selbst und damit den Boden unter den Füßen verliert, dem vermittelt der Holunderbaum, sanft, aber direkt den Kontakt zur Erde.

TOR DER WERTE

„Unterirdische Kräfte lassen dich
Himmelssphären erahnen."

Immergrün

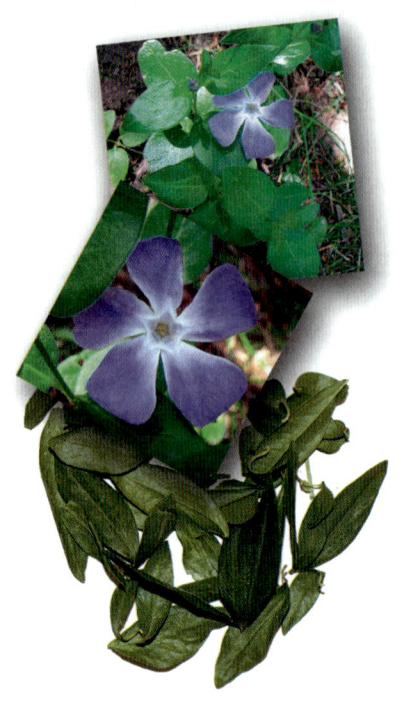

Mythos und Magie

Im Volksglauben gilt sie als magische Heil- und Zauberpflanze, die weiblich anmutet. In den deutschen Märchen ist sie Großmütterchen Immergrün oder das Waldweib (Storl) und wird auch mit Frau Holle assoziiert. Als ein Kraut des Wissens über die Kräfte der Pflanzenwelt war es der Hexenkunst und Magie verbunden … Es wurde in Fruchtbarkeits- und Liebesritualen angewandt. Ebenso diente das Kraut als Schutz gegen magische Anschläge und Gewitter. Da es die Tore zur Ahnenwelt öffnen kann, benutzte man es auch zur Totenbeschwörung und Erweckung medialer Kräfte.

Anlässe

Diese grüne Kraft des Winters, die den tiefen Sinn von schwierigen Prozessen erschließen kann, qualifiziert das Immergrün für die Raunächte. Es öffnet das visionäre Potenzial und schützt gleichzeitig gegen die *Wilde Percht*. Auch für Samhain ist es eine sinnvolle Räucherpflanze, die den Kontakt zur Ahnenwelt fördert. Sie blüht im zeitigen Frühjahr und würde somit ebenso zu Imbolc- und Ostara-Räucherungen passen.

Elementare Signaturen

Paracelsus zählte das Immergrün zu den Consolida, das heißt Wundheilpflanzen, da sie die Fähigkeit besitzt, das Grün im harten Winter zu erhalten. Als solches ist dies Ausdruck und Symbol für die Unvergänglichkeit der

Lebenskraft. Saturn und Sonne stehen sich in dieser Pflanze diametral gegenüber. Merkur, der Vermittler im Ringen zwischen Licht und Finsternis, zeigt sich im Blau der Blüten und in der Fünfzahl der Blütenblätter. Saturn findet seinen Ausdruck in dem eher düsteren Anblick dieser Schattenpflanze und ihrer Verwendung zur Grabbepflanzung. Dadurch, dass sie zu Ostern blüht, symbolisiert sie zugleich die Wiederauferstehung. Aus dieser Spannung wird die Quintessenz geboren und damit der rhythmische Ausgleich zwischen Oben und Unten, Leichtigkeit und Schwere sichergestellt. Das Pentagramm als Symbol der Schutzmagie lässt sich im Zentrum der Blüte ebenso erkennen. Paracelsus nutzte ihre starke Abwehrkraft zum Schutz für Haus und Hof und gegen Widergänger. Er gebrauchte die Pflanze auch als Mittel gegen Besessenheit. Immergrün hat einen Bezug zum Herzen. Wenn man sich nicht auf Veränderung einlassen kann und möchte, dass alles so bleibt, wie es ist, dann wird es im Herzen eng.

Rauchzeichen/Duftbotschaft

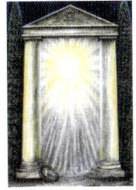

Der etwas dunkle und zunächst stechende Räucherduft wird in der nächsten Phase weicher, heller und öffnet die Wahrnehmung im Kopfbereich. Es ist, als wären plötzlich die Gedanken schneller und Zusammenhänge können umfassender aufgenommen werden.

TOR DER ERKENNTNIS

„Hab Geduld, lass dich ein
und du wirst verstehen."

Iriswurzel

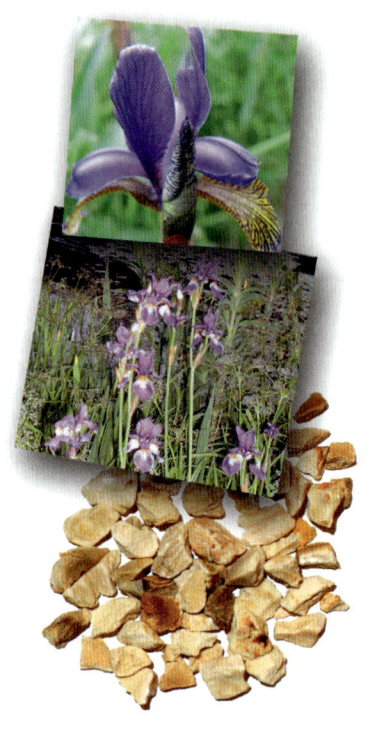

Mythos und Magie

Diese Pflanze wird durch ihren Namen mit der griechischen Götterbotin Iris, der Vorgängerin des Hermes, in Verbindung gebracht. Ihr Symbol, der Regenbogen, wird als Brücke zwischen der Götterwelt und den Menschen gesehen. Auch die Unterwelt und Meerestiefen sind ihr zugänglich. Dementsprechend sah man in der Antike die Iriswurzel als ein Mittel, um eine Verbindung zum Totenreich herzustellen und die Seelen Verstorbener in den Frieden zu führen. Mythologisch gibt es auch eine Verbindung zu Eros, der als ihr Sohn betrachtet wurde. Damit steht die Iriswurzel auch mit dem Thema Wiedergeburt in gewisser Resonanz.

In Frankreich ist eine stilisierte Iris das Zeichen der königlichen Dynastie. Im Mittelalter verwendete man die Iriswurzel auch als Schutzkraft gegen Dämonen aller Art.

Anlässe

Insbesondere wenn die Lichtkräfte sich in die Erde zurückziehen und an Samhain die Pforten zur Ahnenwelt offen stehen, kann eine Räucherung der Iriswurzel Kontakt herstellen, um Lasten auszugleichen und Erlösung zu bewirken. Für Sterbebegleitung und Trauerarbeit lässt sich kaum etwas Besseres finden. Zu den anderen Mondfesten, aber durchaus auch zum Sonnenfest Ostara ist sie eine geeignete Komponente in Räuchermischungen.

Elementare Signaturen

Wenn aus dem Rhizom im Frühjahr immer wiederkehrend die Blätter wie Schwertklingen dem Licht entgegensprießen, dann wird der volkstümliche Name „Schwertlilie" einmal mehr verständlich. Die Pflanze drängt an das Licht, um früher als das Umfeld ihren Raum zu erobern. Eine erotische Signatur entdeckt man in der Blüte um die Maienzeit. Eine Verschmelzung phallischer und vaginaler Symbolik ist nicht zu übersehen. Die Pflanze liebt die Nähe zum Wasser, was auch den Mondaspekt andeutet, der in ihrer starken Wirkung auf die Gefühlsebene zum Ausdruck kommt. Auch die griechische Analogie – bei der Erschaffung der Milchstrasse durch Heras Muttermilch sei ein Tropfen davon auf die Erde gefallen, aus dem dann die erste Irisblume gewachsen sei – weist auf den Mondbezug, das Weibliche und die Fruchtbarkeit (Venus) hin. Die zauberhaft verlockende Farbenpracht der Blüten erinnert an den Regenbogen und die mit ihm verbundene Verheißung einer glücklichen Lösung. Die üppigen Saatkapseln dokumentieren die gute Botschaft Jupiters und die ganze segensreiche Information wird in der Wurzel gespeichert. Paracelsus schätzte die wohltuende Wirkung des Duftes der Iriswurzel auf das menschliche Seelenleben sehr.

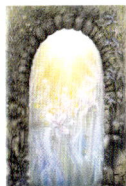

Rauchzeichen/Duftbotschaft

Wie ein feiner, süßer Schutzmantel legt sich das Aroma der Wurzel sanft um die Seele und ermöglicht Hingabe in Liebe und Frieden. Der Weg zur Quelle allen Lebens ist damit offen und frei.

TOR DER WERTE

„Überschreite die Schwelle
und du erkennst dein wahres Sein."

Johanniskraut

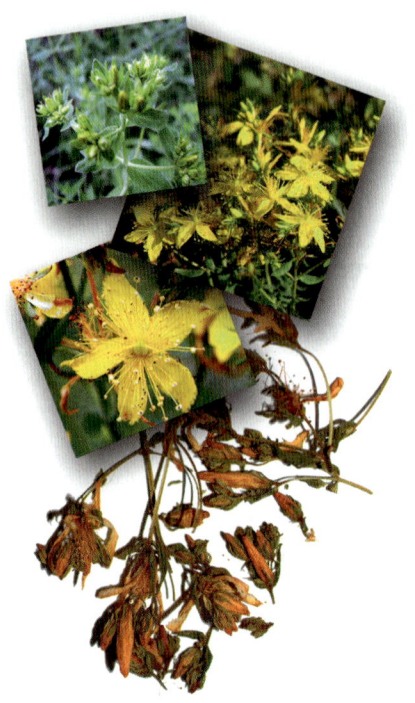

Mythos und Magie

Dies ist die heilige Pflanze des germanischen Lichtgottes Baldur. Er wird am Höhepunkt seiner Kraft von seinem blinden Bruder Hödur, dem Gott der Zeit, tödlich verletzt; die Dunkelheit nimmt nun zu bis zur Wintersonnwende, an der er wieder neu geboren wird. Aus Baldur wurde der heilige Johannis, der an diesem Tag geköpft wurde.

Der Sage nach soll ein Jäger auf der Jagd nach einem Hirsch mit seinem Pfeil eine Elfe getroffen haben, aus deren Blutstropfen das „Elfenblut" als Kraut mit der Heilkraft der Zwischenwelt gewachsen sei. Sie soll schutzmagische Kräfte auf das Blut (Heimat der Seele) übertragen. Im Volksmund „Teufelsflucht" genannt, gilt Johanniskraut als die beste Pflanze zum Schutz gegen bösen Zauber und dunkle Mächte.

Anlässe

Johanniskraut besitzt große Pflanzenkraft für den Sommersonnenwendkult, kann aber ebenso zur Wintersonnenwende eingesetzt werden. Seine Räucherung wirkt aufhellend und stabilisierend auf Körper und Seele gleichermaßen und reinigt die Aura mit ihrer balsamischen Kraft.

Elementare Signaturen

Johanniskraut ist durch und durch eine Sonnenpflanze. Die gelben Blüten sind durchdrungen von der Kraft der Sonne. Ihre fünf goldenen Blütenblätter mit den strahlenförmigen Staubfäden erinnern an den Fünfstern (heiliges Symbol der Druiden). Der Hauptwirkstoff, das Hypericin, ist ein rotes Pigment mit photosensibilisierender Eigenschaft. Die Lichtempfindlichkeit der Haut wird unter seinem Einfluss erhöht. Die Pflanze fördert also die Aufnahme und Speicherung von Licht und dessen Umwandlung in Nervenkraft. Hierin wird der Bezug zu Willenskraft und Aktivität (Mars) deutlich. Der Saft dieser Pflanze ist ja auch rot wie das Blut. Auffallend ist die Stabilität des Stängels und jeweils zweier Seitentriebe, die ein auf der Spitze stehendes, nach oben offenes Dreieck bilden. Ihre Blütenblätter sind wie Windräder einmal links- einmal rechtsdrehend angeordnet und bringen damit das In-der-Mitte-Stehen (harmonisieren) zum Ausdruck. Die perforierten Blätter weisen auf Verletzungen durch spitze Gegenstände hin, die Pflanze wirkt dementsprechend sehr gut bei Stichverletzungen. Aber auch „unsichtbare Hexenpfeile" (Paracelsus) kann sie abwehren (bei Hexenschuss oder Herzanfall). Bei Nervenleiden, das heißt auch bei Behandlung von seelischen Wunden, hilft Johanniskraut. Die Blattadern bringt Paracelsus als Signatur der Nerven mit den so genannten „Phasmata", das heißt Krankheiten, die durch die eigene Phantasie entstehen, in Verbindung. Dieser Einfluss wird durch Räuchern entkräftet.

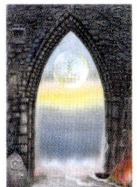

Rauchzeichen/Duftbotschaft

Das besonders feine, helle und süße Aroma erschließt sich erst, wenn man sich einen Moment in die Wahrnehmung vertieft. Plötzlich ist man ganz und gar von seiner Lichtkraft umfangen.

TOR DER ZUVERSICHT

„Bist du in deiner Mitte, dann bist du unverletzbar."

Jungfer im Grünen

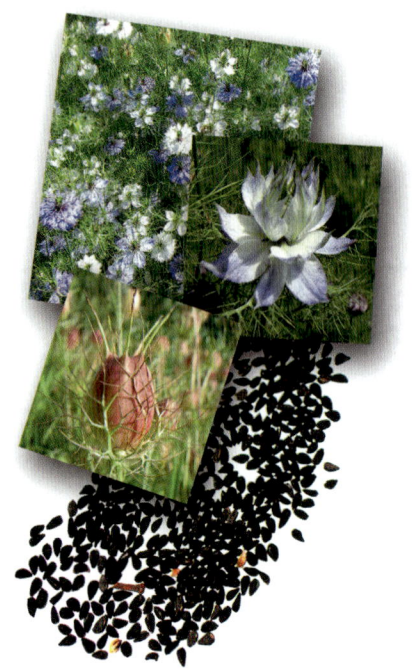

Mythos und Magie

Diese Pflanze berührt mit ihrem volkstümlichen Namen immer wieder das Weibliche und die schicksalhafte Entscheidung in Liebesdingen. So handelt eine ländliche Sage von der unerfüllten Liebe zweier junger Menschen, die aufgrund dessen in Blumen verwandelt wurden. Das Mädchen namens Gretl wurde zur Jungfer im Grünen oder Gretl-im-Busch. Das Brauchtum kennt eine symbolische Bedeutung dieser Pflanze, mit der junge Frauen auf subtile Weise den Antrag eines Mannes ablehnen können.

Auch bekannt ist sie als Damaszenerkümmel, der dem Schwarzkümmel sehr ähnlich ist und den die alten Ägypter als Allheilmittel betrachteten. Er wird im Orient schon seit mehr als zweitausend Jahren medizinisch eingesetzt. Mohammed schrieb bereits vor eintausendfünfhundert Jahren im Hadith: „Schwarzkümmel heilt jede Krankheit, außer den Tod".

Anlässe

Das Schnitterfest und Mabon sind für eine Räucherung der Saat ein guter Anlass, denn die Versamung steht für die Vollendung und Erfüllung des Schicksals.

Elementare Signaturen

Die zwittrige Blüte der einjährigen Pflanze durchläuft zunächst ein männliches Stadium, in dem die Staubblätter ausgebildet werden. Erst in der zweiten Stufe, wenn die Staubbeutel entleert sind, entfalten sich die Narben, so dass eine Selbstbestäubung ausgeschlossen wird. Die Bestäubung wird durch Hummeln und Bienen gewährleistet. Bei bestäubten Blüten entwickelt sich der Fruchtknoten zu einer etwa drei Zentimeter langen Kapsel. Die Pflanze liebt das Luftelement. Voll ausgereifte Kapseln öffnen sich im Spätsommer in Folge der Austrocknung an ihrer Spitze mit meist fünf Spalten. Die luftige Kapsel dient als Windfang, so dass die gesamte Pflanze selbst von schwachem Wind wie ein wogendes Meer hin und her bewegt wird. Die Griffel an der Kapsel verhaken sich leicht im Fell eines vorbeistreifenden Tieres, wobei sie beim Lösen zurückschnellt und die Samen aus den schmalen Spalten herausschleudert. Der merkurische Aspekt ist bei dieser Pflanze durch ihre filigranen Blätter, die blaue Farbe der Blüten, aber auch die Verbreitung durch den Wind und Kontakt mit anderen Lebewesen leicht zu erkennen. Er zeigt sich auch in der lindernden Wirkung bei Krankheiten der Haut, dem größten Kontaktorgan. Auch ein venusischer Aspekt liegt im süßlichen Aroma und der regulativen Wirkung auf wässrige Prozesse wie Schleim-, Harnfluss und Milchsekretion. Aus den Samen der Jungfer im Grünen kann bis zu 10 Prozent ätherisches Öl gewonnen werden. Es enthält das Alkaloid Damascin.

Rauchzeichen/Duftbotschaft

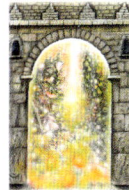

Das Räucheraroma der Saat duftet süßlich, warm und appetitlich nach frisch gebackenem Brot. Es vermittelt den Vertrauen erweckenden Eindruck einer das Leben nährenden Energie, die in jeder Situation gefunden werden kann.

TOR DES LERNENS

„Nimm das Leben
als ein Füllhorn der Möglichkeiten."

Kalmuswurzel

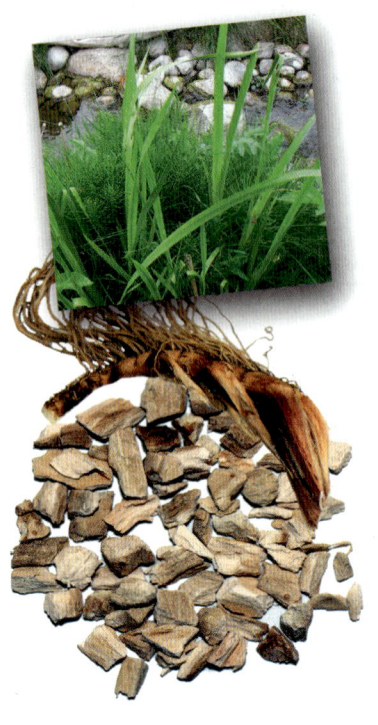

Mythos und Magie

Bereits die Bibel erwähnt Kalmus an drei verschiedenen Stellen. Für die Griechen und Römer war er eine ideale Opfergabe. Diese Pflanze hat einen magischen Bezug zum Wasser. Man liest, dass die Mongolen sie auf ihren Streifzügen durch Europa stets an den Pferdetränken anpflanzten, um das Wasser zu reinigen. Der Brauch, in Süddeutschland bei einer Prozession zu Fronleichnam Kalmus zu streuen und es als gutes Omen für eine reiche Heuernte zu sehen, wenn er schnell trocknete, ist auch im magischen Kontext zu verstehen. Am Johannistag fütterte man ihn den Tieren, um sie vor bösem Zauber zu schützen. Nordamerikanische Indianer (Cheyenne) schätzen die reinigende Kraft der Kalmusräucherung in der Schwitzhütte, einem Schweiß treibenden Heilungsritual.

Glück, Heilung und Schutz zu bieten sind somit zentrale Eigenschaften, die die Menschen in der Vergangenheit dieser Kraftpflanze zugesprochen haben. Kalmus wird außerdem verwendet, um Zauber zu stärken oder zu binden.

Anlässe

Kalmus verbreitet eine sanfte, magische Stimmung. Er lässt neues Vertrauen in die eigene Ausdrucksfähigkeit entstehen. Heilungsrituale bei Vollmond zu Beltane und zur Mittsommernacht werden mit der Räucherung der Kalmuswurzel wirkungsvoll unterstützt und verstärkt.

Elementare Signaturen

Diese schilfähnliche Sumpfpflanze mit schwertförmigen Blättern wächst am Ufer von Seen und Flüssen und wird dem Mond zugeordnet. Ganz mit dem Wasserelement verbunden, bildet sie einen waagerechten, bis einen Meter langen Wurzelstock, der fleischige Knollen nach unten in den Schlamm treibt. Sie macht auf allen Ebenen die Kanäle frei und reinigt von Toxinen physischer oder energetischer Art, hilft die Dinge in Fluss zu bringen oder auch ihn zu regulieren. So kann ein Kaltwasserauszug der Wurzel auch Darmblutungen stillen. In Indien gilt die Pflanze als Volksheilmittel gegen Verdauungsstörungen, Kopfschmerzen und Husten. In Ägypten nimmt man die Wurzel als Aphrodisiakum. Sie wird auch der Venus zugeordnet und als Mittel bei Frauenkrankheiten eingesetzt. Im Himalaja räuchert man sie als aufhellendes Nerventonikum zur Meditation. Ihr werden geistig revitalisierende Kräfte zugeschrieben. Seit dem 16. Jahrhundert verbreitete sie sich auch in Europa. Man erntet sie im Frühjahr oder Herbst.

Rauchzeichen/Duftbotschaft

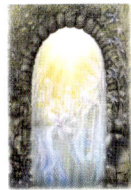

Die holzig-orientalische, puderige Duftnote schmiegt sich hervorragend in eine Mischung hinein und verbindet sinnliche und geistige Aspekte miteinander.

TOR DER WERTE

„Feinsinnige Wahrnehmung
wird möglich."

Kiefer

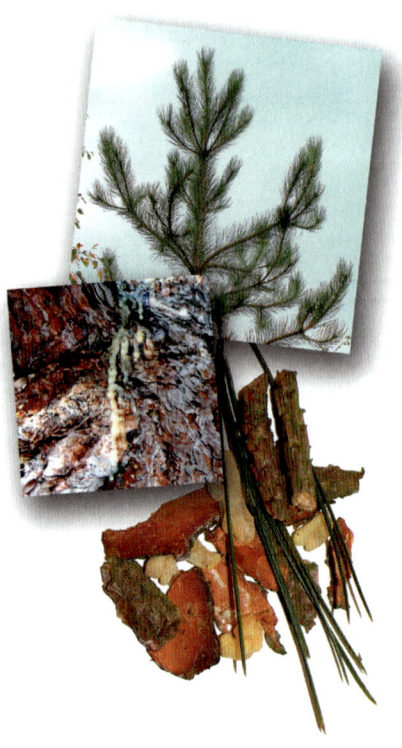

Mythos und Magie

Die Kiefer gehört zu den Urbäumen unserer Region. Sie war unter den ersten Baumarten, die nach der Eiszeit in Nordeuropa wieder heimisch wurden. Man findet sie als Zwergform auch heute noch bis in Gletschernähe. Schon im altgermanischen Baumkult galt die Kiefer als ein Symbol der Ausdauer und Überlebenskraft und das Harz als „Waldweihrauch", der Ruhe und Besänftigung schenkt. Sie wird im deutschen Volkstum als Schutzkraft gegen krankmachende Einflüsse, magische Anschläge und Hexerei gesehen. Ihr üppig im Frühjahr ausgeschütteter Blütenstaub ist sehr brennbar und wurde von Druiden für den Feuerzauber eingesetzt. Sie sahen in dem Baum Druantia, die Göttin der Fruchtbarkeit und Kreativität.

Anlässe

Das Harz tritt aus Rissen in der Rinde aus und lässt sich das ganze Jahr hindurch sammeln. Rinde und Nadeln kann man auch gut räuchern, wenn es darum geht, einen Trauerprozess zu beenden. Für Räucherungen zur Wintersonnenwende eignet sich die Kiefer als Lichtbaum, der für das neu geborene Sonnenkind steht. Auch an Lugnasad kann man Kiefer zu Ehren der Fruchtfülle räuchern.

Elementare Signaturen

Der Bezug zum Feuerelement und Mars ist nachvollziehbar. Die Entzündbarkeit des „Kienspans" ist sprichwörtlich.

Die Verbindung zwischen Körper und Geist (Saturn-Merkur) wird gestärkt und eingeengte Zustände durch Luft und Weite gelöst. Für die Verbrennung und Verwandlung arbeiten Luft und Feuer im Wesen dieses Duftes Hand in Hand. Medizinisch gilt die Kiefer als Lunge stärkend, keimtötend und anregend auf körperliche Funktionen. Bei Luftwegserkrankungen oder rheumatischen Beschwerden kann ihr Aroma helfen. Verbrennung wird angeregt, Bewegung erzeugt und verschleimte Kanäle gereinigt. Alle Kiefern sind ausgesprochen lichthungrig. Mit ihrem breit gefächerten, weit reichenden Wurzelwerk können sie sich selbst unter ungünstigsten Bedingungen in Sanddünen oder felsigem Geröll, trockenem oder feuchtem, kaltem oder warmem Terrain am Boden festklammern. Sie kommen mit einem Minimum an Nährstoffen zurecht, wenn sie nur ausreichend Licht zur Verfügung haben. Räucherungen mit Kiefer wird eine kräftigende und wärmende Wirkung zugesprochen, die den Körper energetisieren, den Geist entspannen und dem Herzen Freude vermitteln können.

Rauchzeichen/Duftbotschaft

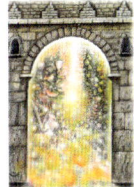

Der kräftige, harzig-waldige Duft stimmt friedlich, er beruhigt und stärkt das Anpassungsvermögen an extreme Belastungen. Er lässt durchatmen. Wenn es eng wird und der Weg steil, kommen Kraft und Lebensfreude mit einem tiefen Atemzug – und es geht weiter …

TOR DES LERNENS

„Bleib im Spiel."

Königskerze

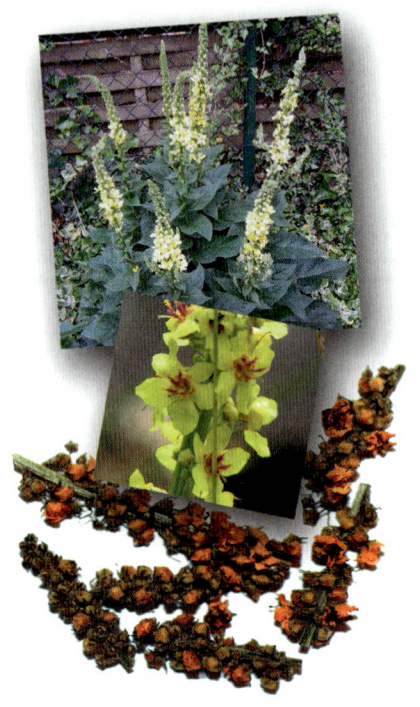

Mythos und Magie

Die Königskerze ist eine alte Zauberpflanze, die insbesondere mit dem Feuer und dem Sonnenkult in Verbindung gebracht wird. Dies geht schon aus dem Namensteil „Kerze" hervor. So ist sie als starke Schutzkraft gegen Unwetter (Blitzeinschlag/ Wetterzauber) ebenso wie gegen „Unholde" aller Art verwendet worden. Sie steht für das innere Licht und wurde von Hildegard von Bingen als Herz kräftigend und gegen Schwermut empfohlen.

In der christlichen Mythologie wurde sie der Jungfrau Maria unterstellt, die mit ihr als „Himmelsbrand" das Land segnet. Ein guter Geist soll in der Königskerze wohnen, der als Abwehrzauber gegen böse Absichten und zur Bannung von Dämonen hilft. Ihre Wurzel kann auch als Amulett gegen Krankheiten schützen, wenn sie nach bestimmten Regeln ausgegraben wird, zum Beispiel an einem Freitag in abnehmendem Mond vor Sonnenaufgang. Nach alten Bauernregeln soll die Pflanze in der Nähe des Gehöfts stehen, um den Blitz abzuwehren. Im Ritual der Kräuterweihe hat die Königskerze eine zentrale Funktion im Kräuterbüschel „Neunerlei".

Anlässe

Das Räuchern der Königskerze gleicht Spannungen aus und harmonisiert. Auch gegen Elektrosmog und für Raumreinigung bei negativ geladener Atmosphäre ist diese erhellende Pflanze gut geeignet. Eine Räucherung zur Mittsommernacht und Wintersonnenwende sollte immer auch die Königskerze enthalten, weil sie so stark für den Lichtaspekt steht.

Elementare Signaturen

Die Sonne wirkt am stärksten in der Königskerze und kommt in ihrem Bezug zum Herzen und der inneren Aufhellung depressiver Zustände zum Ausdruck. Aus einer der Sonne verwandten Blattrosette schiebt sich der zentrale Stiel wie ein königliches Zepter nach oben. Die kleinen Blüten um die Spitze herum leuchten gelb wie Sonnenlichter. Auch der heiße, trockene Standort weist auf das Sonnenhafte hin. Mit ihrem filzigen Haarkleid schützt die Pflanze sich gegen Austrocknung. Die Blätter hat man früher, als Docht gedreht, für Kerzen und Öllampen verwendet. Saturn zeigt sich in der behaarten Oberfläche und steht für die Abgrenzung von den destruktiven Mächten. Merkur erkennt man in der Lungenpflanze, die zugleich schutzmagische Kräfte entfaltet und die Verbindung zwischen Himmel und Erde herstellt. Große, wenig zerteilte Blätter zeichnen die Lungenpflanzen aus.

Rauchzeichen/Duftbotschaft

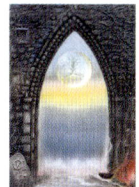

Der Räucherduft legt einen königlich samtigen Schutzmantel um deine Schultern und mahnt zugleich einen verantwortungsvollen Umgang mit den Gegebenheiten an.

TOR DER ZUVERSICHT

„Achte auf die innere Haltung."

Labkraut

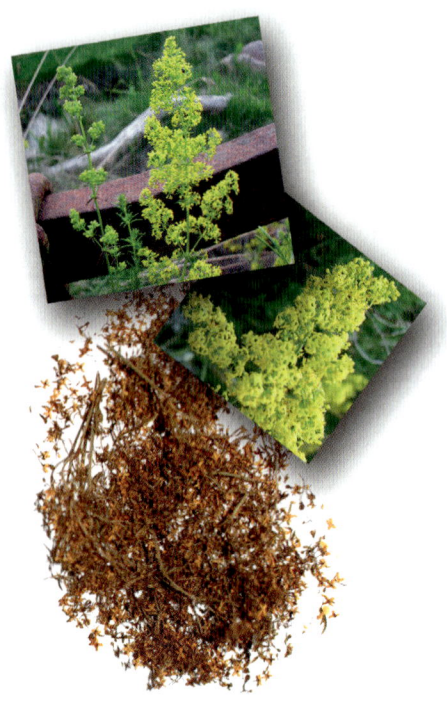

Mythos und Magie

Der botanische Name „Galium" stammt vom griechischen „gala", was Milch heißt. Er erinnert daran, dass man das Labkraut zur Gerinnung der Milch verwendete. Liebfrauenstroh oder insbesondere im Englischen „Lady's Bedstraw" heißt es sicher deshalb, weil es zur Förderung einer glücklichen Geburt in das Bett gebärender Frauen gelegt wurde. Unsere Vorfahren weihten diese Pflanze deshalb auch der Großen Göttin Freya als der Erhalterin des Lebens. Auch Fruchtbarkeitsgöttinnen wie Fortuna, Ceres und Demeter stehen in Resonanz zu ihrem Thema.

Anlässe

Das Labkraut ist insbesondere für Räucherungen zu Lammas/Lugnasad/Mabon zu empfehlen. Zu den archaischen Symbolen der Erntedank-Festlichkeiten zählen unter anderem Blut und Lehm. Sie erinnern uns an die Ahnen, auf deren Fundament wir mit unserem Sein in der Zeit bauen. Wenn wir unsere eigene Vorstellung von ihnen überprüfen und unsere Haltung ihnen gegenüber verändern wollen, dann kann diese Räucherung uns unterstützen. Es soll damit in Dankbarkeit gewürdigt werden, was dem Leben dient.

Elementare Signaturen

Aufgrund des Bezugs zu Liebe und Fortpflanzung wurde das Labkraut immer auch der Venus zugeordnet. Wenn es trocknet, wird sein süßer Duft stärker, was typisch ist für Pflanzen, die Cumarin enthalten. Wenn man es allerdings zu schnell trocknet, wird es schwarz. Insgesamt ist es eine Pflanze, die Ruhe schafft und Zeit schenkt. Dass Milch mit dem Zusatz von Labkraut gerinnt (hoher Säuregehalt) und es deshalb traditionell zur Käseproduktion eingesetzt wird, ist ein weiterer Hinweis auf die Vergänglichkeit und darauf, wie man das Nährende haltbar macht. Der rote Farbstoff, den man früher aus der Wurzel gewonnen hat, deutet auf die Mars-Kräfte im Denken hin. Der Pol des Denkens liegt bei dieser Pflanze in der Wurzel, wo sie gewissermaßen ihre Erinnerung speichert. Also geht es darum, die eigenen Gedanken als die Kraft zu erkennen, die unsere Wirklichkeit in Verbindung mit der Ahnenlinie formt. Goldgelb ist die Farbe der Ernte. Die gelbe Farbe der Blüten zeigt, wie die Leben spendende Energie im Hinblick auf die Zukunft fruchtbringend eingesetzt werden kann.

Rauchzeichen/Duftbotschaft

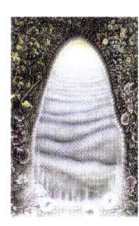

Der feinwürzige Duft der getrockneten Blüten richtet die geistigen Antennen auf das aus, was verbindet. Er schafft die nötige Basis, alles in Liebe anzunehmen, was im Inneren auftaucht, oder, wenn nötig, auch loszulassen. Zu wissen, dass man nie getrennt ist vom Großen Ganzen, macht unglaublich frei. Diese Freiheit erlaubt es, gelassen nach vorn zu schauen.

TOR DER GROSSZÜGIGKEIT

„Sei im Augenblick und lass den Dingen ihren Lauf."

Lärche

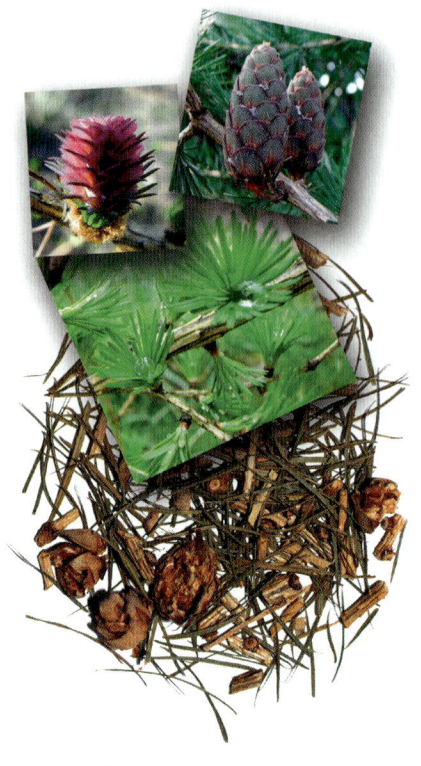

Mythos und Magie

Dieser Baum ist mit der letzten Eiszeit aus Sibirien nach Europa gekommen. Er ist in der Lage, es auf unwirtlichstem steinigem und mineralischem Boden (Quarz, Kalk, Silikat) auszuhalten. Er kann bis über sechshundert Jahre alt werden, wenn er seine kraftvollen Wurzeln bis in die Tiefen schiebt und dort jungfräulich-fruchtbares Erdreich findet. Aufgrund ihrer feinen und filigranen Erscheinung wurde die Lärche von unseren Vorfahren als ein Baum der Waldfeen gesehen, die den Menschen sehr wohl gesonnen sind. Deshalb wird Lärchenholz eingesetzt, um vor Verwünschungen und Behexung zu schützen. In verschiedenen Gegenden Deutschlands hängt man am 30. April noch Lärchenzweige an Türen und Fenster, um negative Einflüsse abzuwehren.

Anlässe

Lärche ist ein sehr schönes Räuchermittel, um einen Platz von schlechten Energien zu reinigen, die sich in Schwere, Müdigkeit und Gefühlen der Belastung zeigen. In dieser Eigenschaft kann sie auch gut zu Imbolc eingesetzt werden. Luftprinzip und Hoffnung entsprechen auch der Ausrichtung zur Sommersonnenwende und Mabon.

Elementare Signaturen

Dies ist wieder ein sehr lichthungriger Baum. Die weichen Nadeln dieser Konifere sind nicht wie bei anderen Nadelbäumen durch eine Wachsschicht geschützt, deshalb wirft der Baum sie zur Winterzeit ab. Darin erkennen wir die Botschaft, die dieser Baum uns bringt: das Loslassen. Er stärkt im Menschen das Vertrauen in eine Zukunft, die sich im besten Sinne erfüllt. Im Wissen um die Wahrheit des Daseins Vertrauen und Zuversicht schaffend, lässt sie den Menschen frei durchatmen. Die Bachblütenessenz wird bei Mutlosigkeit und mangelndem Selbstwertgefühl eingesetzt. Die Windbestäubung und die geflügelte Saat des Lärchenbaums weisen auf das Luftprinzip hin. Daraus lässt sich die Wirksamkeit des Lärchenharzdufts auf die Atemwege ableiten. Zubereitungen aus Lärchenterpentin werden in der Volksheilkunde äußerlich für bessere Durchblutung und zur Behandlung von rheumatischen Beschwerden, Neuralgien oder Katarrhen der Atemwege angewandt. Der feine Duft ist von ganz besonderem Reiz und wirkt sehr öffnend auf Prozesse, die durch Angst blockiert sind. Merkur spielt bei diesem Baum eine große Rolle, da er mit Jupiter in Verbindung steht und die gute Botschaft der Kraft und Heilung bringt. Seine Fähigkeit, Fäulnis zu widerstehen und ein hohes Alter zu erreichen, lässt auch den Einfluss des Saturns erkennen. Der Widerstand wird durch das extrem harzhaltige und wasserresistente Holz ermöglicht.

Rauchzeichen/Duftbotschaft

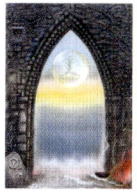

Ein fein-harzig reinigendes Aroma strahlt hier aus, das den geistigen Pol des Menschen anspricht. Es stellt die Verbindung zwischen Geist und Seele her, so dass die Einengung und Schwermut durch begrenzende Vorstellungen auf der Seelenebene aufgelöst werden können.

TOR DER ZUVERSICHT

„Lass dich von der Freude leiten, um leicht zu werden."

Lavendel

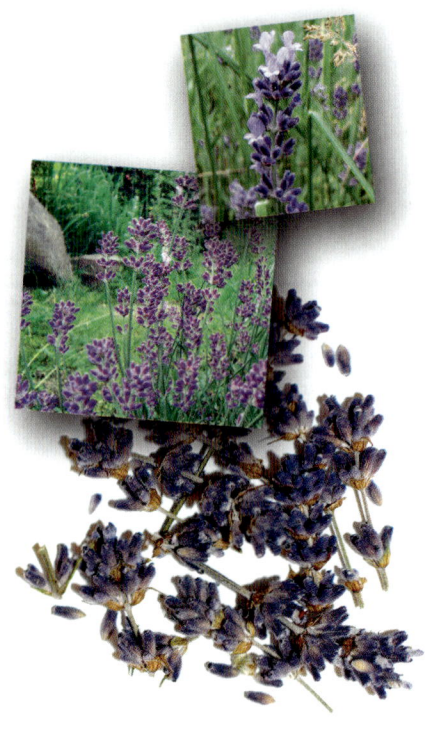

Mythos und Magie

Für die mediterranen Völker war der Lavendel immer schon ein Symbol für Reinheit und schlichte Schönheit. Der Name ist von dem lateinischen „lavare" (waschen) abgeleitet und steht für die Kraft dieser Pflanze, für die Reinigung der Seele und die Befreiung von egoistischen Anwandlungen. Früher wuchs der wilde Lavendel an den Gebirgshängen der Provence in derartiger Fülle, dass die Menschen ihn mit ihren Sicheln in der freien Landschaft schneiden konnten. Sein Duft in Verbindung mit der Vielfalt seiner Blautöne übte von jeher eine magische Anziehungskraft auf den Menschen aus. Man kann Lavendel als eine „Seelenpflanze" bezeichnen, die Klarheit schafft und das aufzeigt, was wesentlich ist.

Anlässe

Alle heißen Prozesse (Verbrennungen, Stauchungen etc.) werden von dem kühlenden, entspannenden Einfluss dieser Pflanze begünstigt. Auch stärkt sie die Nerven bei innerer Unruhe und Einschlafstörungen und verhilft in seelischen Übergangszuständen zu größerer innerer Freiheit. Sie ist ein gutes Räuchermittel für Sterbebegleitung und eignet sich in diesem Zusammenhang sehr gut für die Samhain-Räucherung.

Elementare Signaturen

Eine stille und reine Energie strahlt aus der Pflanze, so wie die Blütenstände an langen Stängeln aus der Region der Blätter herausgehoben werden. Der ganze Busch ist zuletzt nur noch ein Blütenmeer, unter dem das Blattwerk verschwindet. Das ist die pure Hingabe der emotionalen Blüten- und Duftschwingung an Licht und Luft. Rudolf Steiner sagte: „Himmelbläue ist durch Licht gesehene Finsternis". Das merkurische Blau zeichnet den Lavendel auch als Lungenpflanze mit kühlender und Reiz lindernder Wirkung aus, die zugleich den Geist beflügelt. In dieser kühlen Unabhängigkeit zählt das Lavendelöl auch zu den anti-erotischen Düften, die aus sexueller Bindung herausführen. Die Lavendelblüten erntet man im Vorstadium der vollen Blütenöffnung, weil ihre Kraft dann am stärksten ist. Es scheint, als wolle diese Pflanze uns einen Hinweis geben, dass in der biologischen Reife nicht die Erfüllung liegt, sondern die höchste Kraft zu einem früheren Zeitpunkt eingesetzt werden muss, um eine seelische Entwicklung zu echter Weisheit im Alter zu gewährleisten.

Rauchzeichen/Duftbotschaft

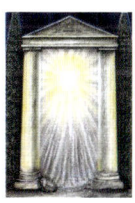

Mit Hilfe des Lavendels wächst das Selbstvertrauen, negative Gefühle lösen sich auf, und ein klarer Kopf kann Ordnung in das emotionale Chaos bringen. Hier liegt die spirituell transformative Kraft dieser aromatischen Pflanze. Sie steht in Beziehung zur Gedankenwelt des Menschen und vermag begrenzende Vorstellungen, die man sich vom Leben macht, aufzulösen und aus dem Weg zu räumen.

TOR DER ERKENNTNIS

„Lass die Schwere
vor dem Licht fliehen."

Lebensbaum

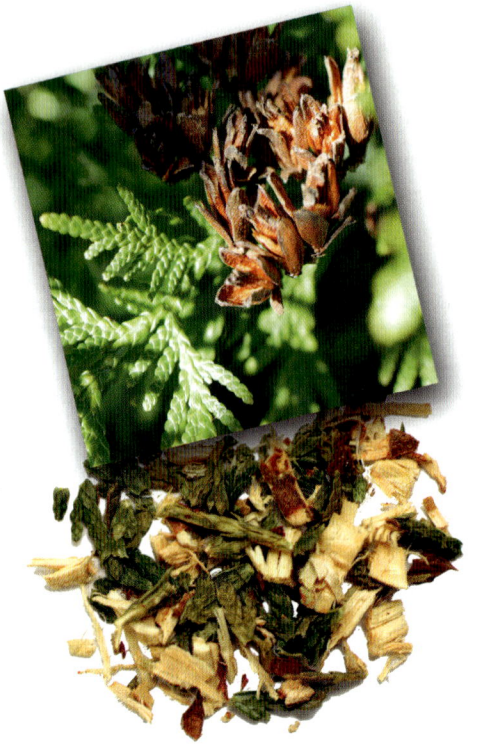

Mythos und Magie

Da dieser Baum erst im 16. Jahrhundert aus Nordamerika nach Europa eingeführt wurde, gibt es keine mythologischen Überlieferungen aus unseren Breitengraden. Für die Indianer Nordamerikas jedoch ist er ein Kraftbaum, der die vier Elemente miteinander verbindet und damit einen Zugang zur Mitte schafft. Er gilt dort als Transformationshelfer.

Seine magische Kraft kennt jeder, der schon einmal eine homöopathische Verreibung des Mittels eingenommen hat. Thuja zielt auf Fremdbestimmung, Abspaltung und Manipulation und berührt damit höchst heikle, innere Themen. Es geht um Freiheit und Selbstbestimmung und damit um Heilung von den üblen Folgen subtiler energetischer Übergriffe.

Anlässe

Wir haben hier eine stimmige Räucherpflanze für Samhain, um den Lastenausgleich mit der Ahnenwelt zu fördern. In den Raunächten zwingt sie uns in die Reflektion und zu Ostara unterstützt sie den Schritt in das Licht. Der dunkle, aromatische Duft des Lebensbaumes öffnet die Wahrnehmung für das, woran man zu schwer zu tragen hat. Er hilft zu erkennen, was es loszulassen gilt. Die Reaktionen auf ihn sind sehr gegensätzlich. Das erdhaft Dunkle und das zum Licht Strebende birgt die Thuja gleichermaßen in sich.

Elementare Signaturen

Thuja gehört zu den Saturn-Pluto-Pflanzen. Das zeigt sich in der Strenge, mit der die Ausrichtung auf die Mitte eingefordert wird. Ihr Duft hat sowohl etwas Zwingendes, als auch eine überzeugende balsamische Note. Das Pflanzenmaterial ist bei innerer Einnahme toxisch, was die starke Pflanzenkraft deutlich macht. Die grünen Zweigspitzen gleichen filigranen, architektonischen Mustern und deuten auf das, was unbedingt zu beachten ist. Der ganze Baum ist als Solitär eine geschlossene Gestalt mit einer senkrechten Mittelachse. Biegt man die äußeren Zweige zur Seite und schaut in das Innere, dann ist dort ein dunkler Raum, aus dem sich langsam die Umrisse von mehreren Stämmen herausbilden. Die geschlossene äußere Erscheinung weist also darauf hin, dass sich in der Mitte die Kräfte vereinigt haben. Genau darauf wirkt das Pflanzenwesen hin. Es unterstützt die Konzentration auf das Wesentliche und fördert Transformationsprozesse. Ist etwas luftig, leicht und wurzellos, dann bringt Thuja es mit Nachdruck auf den Boden der Tatsachen zurück, um es erkennen und verändern zu können. Thuja ist innen wie außen zuhause. All dies zeugt von ihrem Wesen als Schwellenbaum. So kann sie den haltlosen, desorientierten Menschen an seinem dunkelsten Punkt abholen und über seine Schwelle – das heißt Begrenzung und Blockade – hinweg zum Licht führen.

Rauchzeichen/Duftbotschaft

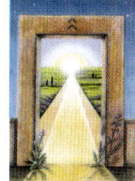

Durch eine Räucherung mit Thuja kann die Reinigung des Herzens erfolgen und der Raum für die Lichtkräfte im Inneren geschaffen werden. Der Duft enthält immer einen starken Hinweis auf das, was noch zu klären ist.

TOR DER IDEALE

„Weiche der Forderung nicht aus.“

Lindenblüten

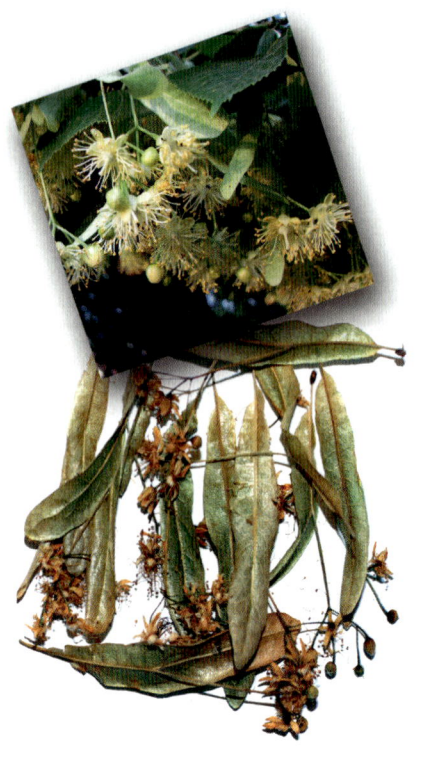

Mythos und Magie

Für unsere Vorfahren war die Linde ein Sippenbaum und mit Freya, der sanften Göttin der Liebe und des friedlichen Zusammenlebens, verbunden. Somit war sie auch Schirmherrin für die Verbindung von Mann und Frau und den daraus erwachsenden Nachkommen. Man sah in der Linde die behütende Hand der Großen Göttin. Wenn sie im Sommer blüht, ist sie ein Paradies für die Bienen und ihr betörender Duft strahlt uneingeschränkt die Süße des Lebens aus. Der Baum des Herzens macht verwundbar. So erfährt man aus der Nibelungensage, dass der Held Siegfried beim Bad im Drachenblut nur an der Stelle zwischen den Schultern verwundbar blieb, weil darauf ein Lindenblatt gefallen war. Liebe und Linde sind eng miteinander verbunden.

Traditionell versammelten sich die Menschen für rituelle Festlichkeiten unter einem Lindenbaum als dem Mittelpunkt des Dorfes. Viele berühmte Linden haben Orten wie Lindau oder Lindenberg einen Namen gegeben. Die Linde gilt als Schutzbaum gegen Blitzschlag und Dämonen.

Anlässe

Zu allen Festlichkeiten der Fruchtbarkeit und Lebensfreude von Beltane bis Mabon können Lindenblüten gut geräuchert werden, durchaus aber auch zu Ostara, wenn es um die Wiedergeburt des Lebens geht.

Elementare Signaturen

Der Volksmund behauptet, dass Linden *„dreihundert Jahre kommen, dreihundert Jahre stehen und dreihundert Jahre vergehen."* Sogar eine sehr alte, hohle Linde ist noch in der Lage, mit seitlichen Austrieben, die in den Boden zurückwachsen, eine Verjüngungskur aus eigener Kraft einzuleiten. Sie regeneriert sich sozusagen aus sich selbst heraus und kann bisweilen sogar neue junge Kronen ausbilden, obwohl der alte Stamm abstirbt.

Venus offenbart sich in der grünen und süßen Fülle ihrer großen, herzförmigen und weichen Blätter ebenso wie in einer üppigen, stark duftenden Blütenpracht. Die Linde ist ein Symbol des Mütterlichen. Das weiche, helle Holz, das sich weder als Bau- noch Brennholz eignet, wurde immer schon für Skulpturen und Bildschnitzerei verwendet. Daraus spricht ebenfalls eine starke weibliche Charakteristik. Das in den Blüten versteckte Feuer kommt dann mit Macht zum Ausdruck, wenn Lindenblütentee getrunken wird, um Krankheit herauszuschwitzen. Dadurch wird Kühlung bewirkt. Auch darin spiegelt sich der weibliche Schutz als lindernde Kraft. Die Fülle ihrer kugelförmigen Fruchtnüsse und die mächtige Gestalt offenbaren ebenfalls den Jupiter-Einfluss.

Rauchzeichen/Duftbotschaft

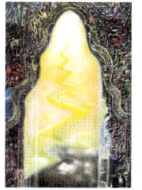

Der weiche, aromatische Duft der geräucherten Blüten und Früchte ist ganz besonders einhüllend und schützend. Er signalisiert Vertrauen in das Leben und öffnet die Seele wieder für schöne Träume.

TOR DER INSPIRATION

„Die Kraft des Herzens schenkt dir Freiheit."

Mädesüß

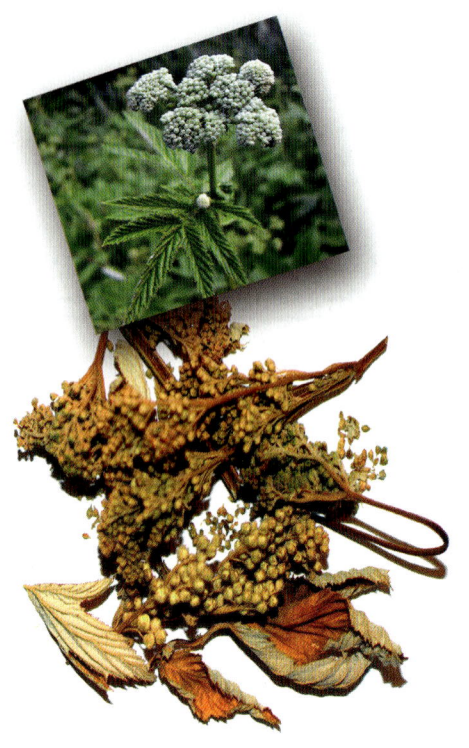

Mythos und Magie

Hier handelt es sich um eine uralte Kulturpflanze der Menschheit. Daran, dass sie viele volkstümliche Namen hat, sieht man, dass die Wiesenkönigin immer schon große Beachtung fand.

Bereits den Kelten war sie heilig. Gemeinsam mit der Mistel, dem Eisenkraut und der Wasserminze wird sie zu den wichtigsten Kräutern der Druiden gezählt. Der Met soll mit ihrem Aroma versüßt worden sein, was auch der Name Metkraut dokumentiert. Die Bezeichnung Immenkraut ist darauf zurückzuführen, dass Imker immer schon ihre Bienenstöcke mit dem Kraut ausrieben, um ihrem Bienenvolk den Stock so attraktiv wie möglich zu bereiten. Ebenso streute man die Blüten zu besonderen Anlässen wegen des angenehmen Duftes auf den Holzboden. Echtes Mädesüß wurde zu den Unheil abwehrenden Pflanzen gezählt, man pflückte es in der Sonnwendnacht und hängte es gebündelt in das Gebälk der Häuser und Ställe.

Anlässe

Die Pflanze hat etwas Unschuldiges und energetisch Reinigendes. Das zart-süße Aroma ihrer Blüten ist sehr gut beim Räuchern, wenn es darum geht, unbelastet in eine neue Lebensphase zu gehen oder den Neubeginn einer Unternehmung rituell zu initiieren. Damit eignet sie sich neben der Mittsommernacht auch für Imbolc-Räucherungen.

Die Fülle der Saatkapseln, die wie Miniatur-Spritzguss-Spiralen anmuten, lädt auch zu einer Lugnasad-Räucherung ein, hat aber nicht das zarte Aroma der Blüten.

Elementare Signaturen

Die Unterseite der gefiederten grünen Blätter besitzt einen weißen Flaum (Mond-Merkur). Die nach Honig und Mandel duftenden Blütenstände verströmen in den Abendstunden ein besonders betörendes Aroma. Der süßliche Duft lässt ahnen, dass ein Zuviel davon Kopfschmerzen auslösen könnte, wobei die richtige Dosis Kopfschmerzen lindert. Die für den Duft ausschlaggebende Salizylsäure (Aldehyd) spaltet sich im Körper zu natürlichem Aspirin auf. Mädesüß trotzt den widrigen Einflüssen von Feuchtgebieten, was sie zu einer bewährten Rheumapflanze macht. Es handelt sich um eine Mondpflanze. Sie wirkt beruhigend, kühlend, gedeiht am Wasser und hat eine gute Verbindung mit Venus, denn sie fördert Schlaf, Fruchtbarkeit und Regeneration. Wie fast alle Rosengewächse beglückt Mädesüß das Herz. Es hilft bei Verspannungen, Kopfschmerzen und Verdauungsstörungen.

Rauchzeichen/Duftbotschaft

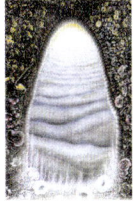

Die Pflanze ist wichtig für die Themen Geben und Empfangen. Sie hilft Menschen, die sich in einem Mangelzustand von Anspannung, Besorgnis und Beklemmung befinden und glauben, nur alles aus sich selbst heraus schaffen zu können. Mit Hilfe von Mädesüß kommen Sie zurück in das Urvertrauen und können wieder annehmen.

TOR DER GROSSZÜGIGKEIT

„Verströme dich und vertraue der Fülle."

Mammutbaum

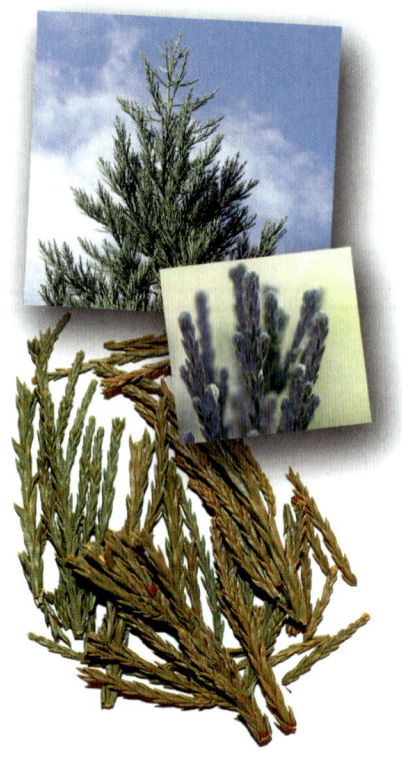

Mythos und Magie

Dies ist der heilige Hüter des Waldes. Er bewacht die Geister der Ahnen. Die ältesten Exemplare sind über zweitausend, vielleicht auch bis viertausend Jahre alt. Fossilienfunde weisen auf eine Existenz dieser Baumart vor fünfzehn Millionen Jahren hin. Die Riesenmammutbäume gelten als die dem Volumen nach größten Bäume der Erdgeschichte. Man benannte sie nach dem Indianer Sequoyah, der mit seiner Entwicklung eines Buchstabensystems im späten 18. Jahrhundert die Lautsilbenschrift der Cherokee möglich machte. John Muir, der große spirituelle Verfechter der Rechte der Natur und Begründer der berühmten Naturparks im Westen Nordamerikas schrieb über diesen Baum: „Betrachte den König Sequoia! Schau ihn an, ist alles, was ich sagen kann. Ich habe alles für Sequoia zurückgelassen, faste und bete für Licht zu seinen Füßen, denn ist er nicht das größte Licht aller Wälder der Welt? Wo findest du solche gewaltigen Sonnenlichtsäulen greifbar, erreichbar, irdisch manifestiert?" Erst Mitte des 19. Jahrhunderts wurde dieser Baum nach Europa gebracht.

Anlässe

Als starke Schutzkraft und Botschafter der transformatorischen Allmacht von Licht und Liebe ist der Mammutbaum zum dunkelsten Zeitpunkt des Jahres geräuchert ein großer Führer. Auch bei physischer und seelischer Erschöpfung wird der warme, aromatische Duft einen kräftigenden Schub,

Zuversicht und neue Hoffnung bringen. Zum Lobe der Sonnenkraft und für eine gute Ernte eignet er sich auch für eine Lugnasad-Räucherung.

Elementare Signaturen

Dieses urweltliche Pflanzengeschöpf steht für absolute Standfestigkeit und Überlebenskraft. Kein Sturm hat jemals einen gesunden Mammutbaum umgeworfen. Seine Wachstumsrate ist bemerkenswert. Es gab Bäume, die in siebzehn Jahren eine Höhe von zweiundzwanzig Metern und einen Stammdurchmesser von achtundachtzig Zentimetern erreicht haben. Einhäusig steht er in sich selbst zentriert auch für die unabhängige Fortpflanzung. Eine enge Verbindung zum Feuerelement (Mars) sorgt zusätzlich für ausgeprägte Durchsetzungskraft in seiner Jupiter-Entfaltung. Die Nähe zum Feuer spiegelt sich auch darin wider, dass die Aussaat in seiner Heimat unter anderem durch Buschbrände garantiert wird, wenn sich die Zapfen durch die nach oben steigende Hitze öffnen und die Saatkörner herausfallen. Von der fruchtbaren Asche bedeckt können sie auf dem von Licht raubendem Buschwerk befreiten Boden zum Keimen kommen. Die Ruhe und Souveränität in der Erscheinung dieses Baumes (Sonne) und seine Sicherheit im elementaren Wechselspiel lehrt uns zu sein, was wir sind, und uns als solches rundherum anzunehmen.

Rauchzeichen/Duftbotschaft

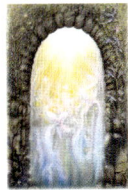

Dieser Duft ist würzig und stark erdend. Er erscheint auf subtile Weise mächtig und garantiert als Majestät der Fülle die Möglichkeit des Wachstums. Im Ur-Wissen um die Zeit wird man befähigt, die Liebe in der Gegenwart zu erkennen.

TOR DER WERTE

„Richte dich auf, sei stark
und liebe das Leben."

Mariengras

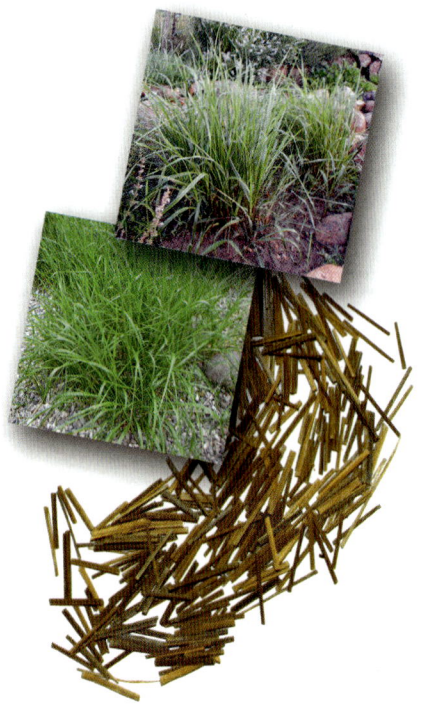

Mythos und Magie

Als „Sweetgrass" sorgte es in der Tradition der nordamerikanischen Indianer seit Urzeiten in zeremoniellen Ritualen für eine harmonische Atmosphäre, zieht die guten, friedvollen Geister an, wie man dort sagt, und wurde dem Bison als Garanten des Überlebens zugeordnet. In Westeuropa soll das Mariengras ebenso als heiliges Gras des Auerochsen gegolten haben. In beiden Fällen steht es für Glück und Mehrung des Wohlstands. Dem entspricht, dass es von den Germanen der Göttin des Wachstums und der Fruchtbarkeit Freya geweiht, in zeremoniellen Anlässen ihr zur Ehre geräuchert und auch als Freyahaar bezeichnet wurde. Sie galt als Königin der Maienzeit, die den Menschen Paarungs- und Hoffnungsimpulse schenkte. So wurde dieses Gras auch mit dem Liebeszauber in Verbindung gebracht.

Anlässe

Dieses Süßgras kann zur Steigerung der Sinneslust eingesetzt werden. Für Frühlingsräucherungen wie zu Imbolc oder Ostara ist es besonders gut geeignet, aber auch zu Lugnasad, zum Julfest oder in den Raunächten kann es für zuversichtliche Stimmung sorgen.

Elementare Signaturen

Der wunderbar Herz öffnende Duft vom Mariengras ist auf Glycoside zurückzuführen, die beim Trocken Kumarin, eine süßlich riechende, kristalline Substanz, abspalten. Der Duft des Mariengrases verströmt sich also nicht so ohne weiteres, sondern möchte erschlossen werden, umworben wie eine schöne Frau, bevor es seine süße Essenz preisgibt. Kumarin duftet ähnlich wie Vanille und ist auch im Waldmeister oder der Tonkabohne enthalten. Die Pflanze zieht sich im Winter ganz in die Erde zurück und schiebt im Frühjahr als Erstes ihren Fruchtstand (Ähre) nach oben. Bereits in dieser Frucht verheißenden Geste erkennt man Venus als herrschenden Einfluss in dieser Pflanze. In harmonisch wachsenden Büscheln von satter, grüner Farbe kann dieses Gras bis zu vierzig Zentimeter hohe Teppiche bilden – sanfte, einladende Flächen, die Entspannung, Regeneration, Ruhe und Hoffnung versprechen. Es ist eine weibliche Energie, die hier die Seele stärkt und sich auch heilsam auf Niere und Schilddrüse auswirkt. Diese Pflanze ist dem Wasserelement zugetan und bevorzugt auch feuchten Boden.

Rauchzeichen/Duftbotschaft

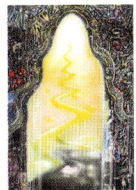

Mariengras ist ein sehr gutes Räuchermaterial, das sinnlich anregende Impulse setzt, aber auch das Herz öffnet, tröstet und den Körper entspannt. Wenn es darum geht, eine friedliche, inspirative Atmosphäre zu schaffen, ist es sicherlich eine gute Wahl.

TOR DER INSPIRATION

„Lass Harmonie und Schönheit
dich umfangen."

Melisse

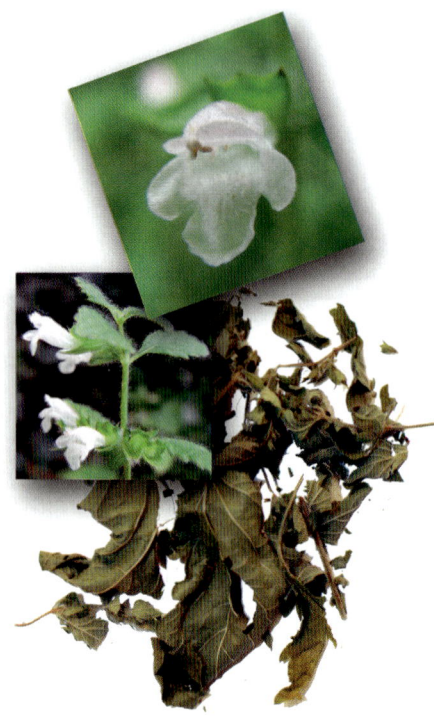

Mythos und Magie

Die Bezeichnung „Melisse" ist aus dem Griechischen abgeleitet und bedeutet „Biene". Von Vergil und Plinius wurde überliefert, dass man Melisse zum Ausreiben von neuen Bienenstöcken nutzte. Die Biene ist ein Symbol für ideales Gemeinleben. Auf das Herz gebundene Melissenblätter sollen Liebeskummer heilen, so weiß der Volksmund zu berichten.

Angeblich soll Zitronenmelisse auch Verstand und Erinnerungsvermögen stärken, weshalb man es als das Kraut der Wissenschaftler bezeichnete. Ebenso sollen Kühe, die Zitronenmelisse fressen, mehr Milch geben. Somit wirkt die Melisse auch auf geistige und physische Prozesse nährend.

Anlässe

Es ist ein Duft der Sommersonne, wenn sie hell und warm am höchsten steht. Das Kraut enthält sowohl anregendes als auch entspannendes ätherisches Öl (Citral, Citronellal, Linalol und Geraniol, Bernsteinsäure, Cumarinverbindungen), kann gegen Unruhe geräuchert werden und fördert Vertrauen in die Zukunft. Es bietet einen hoffnungsfrohen Ausblick und kann zu allen Jahreskreisfesten eingesetzt werden.

Elementare Signaturen

Weiblich venusisch und heilsam ist sie für das Herz als Sitz der Seele. Paracelsus sah den regulativen Herzaspekt dieser Pflanze in aller Deutlichkeit. Das Wesen der Pflanze ist besänftigend, weich, milde, wie eine liebevolle Berührung. Als Venuspflanze gleicht sie seelische Spannungszustände aus. Ungiftige, weiche und samtige Blätter mit Herzcharakter kennzeichnen diese Qualität. Die krampflösenden Eigenschaften bei Migräne und Neuralgien sowie bei schmerzhafter, unregelmäßiger Menstruation stehen dazu in Resonanz. Das Erscheinungsbild der Melisse mutet aggressionslos und schützend an und die Pflanze scheint frei zwischen Himmel und Erde zu schweben. Wenig Erdhaftes, aber eine zähe Blattstruktur weist auf Festigkeit hin. Der Zitrusduft, der sich bei der Berührung der Blätter (Kontaktdufter) aus den Haarzellen löst, ist extrem flüchtig. Getrocknetes Pflanzenmaterial verliert diese Note schnell. Eine Tinktur aus frischer Melisse entwickelt jedoch einen wunderbar tragenden Duft, der einer Essenz aus allen Heilpflanzen zugleich ähnelt. Auch Hildegard von Bingen erkannte in dieser Pflanze den allheilenden Charakter.

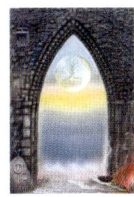

Rauchzeichen/Duftbotschaft

Geräuchertes Melissenkraut überbringt eine ganz feine Botschaft. Sie wird erfahrbar, wenn der Gedankenlärm abgestellt wird und die Antennen auf das Yin ausgerichtet sind.

TOR DER ZUVERSICHT

„Lass dich von Lichtkräften
im Herzen inspirieren."

Mistel

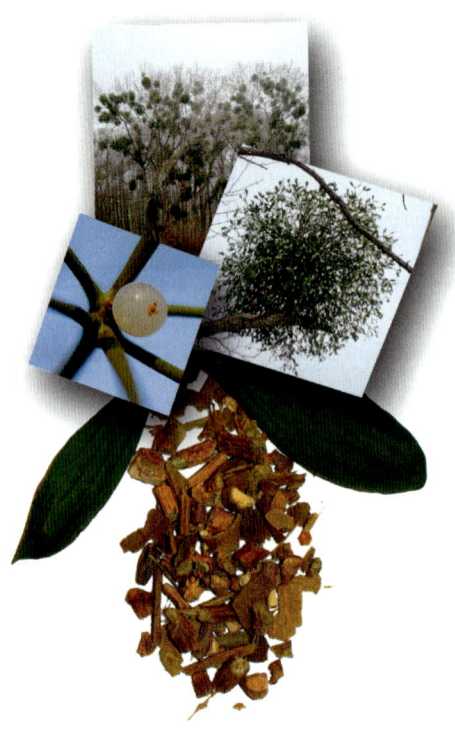

Mythos und Magie

Dies ist wohl die heiligste Pflanze der Kelten gewesen. Sie soll rituell mit goldener Sichel von den Druiden zum rechten Zeitpunkt (Winter- oder Sommersonnenwende) geschnitten worden sein. Dies wurde vom römischen Geschichtsschreiber Plinius detailliert festgehalten. Man brachte die Mistel mit mystischen Fruchtbarkeitsanalogien in Verbindung, weil man annahm, dass der Herrscher der göttlichen Sphären zur Befruchtung der Erdmutter in ihr wirkte. Der Sage nach soll der Sonnengott Baldur (Bel, Belenos) mit einem Mistelzweig getötet worden sein. Damit wird die Fruchtbarkeit mit dem Mysterium von Tod und Wiedergeburt der Sonnenkraft verbunden und der Mistel eine Art Schlüsselfunktion zugeschrieben. So wird sie noch heute über die Schwelle gehängt, damit dem, was unter ihr beschlossen oder getan wird, magische Verwirklichungskraft zufließt. Die Mistel war bedeutsam für den Schutzzauber. Ebenso war Schadenszauber mit ihr möglich, wie die volkstümlichen Namen suggerieren.

Anlässe

Mistelräucherungen sind eindeutig im Schwellenbereich zu empfehlen. Übergangsphasen wie die Sonnenwenden, Samhain, Julfest und Raunächte, also Korridore zu einer neuen, guten Entwicklung und Gesundung können durch sie mit förderlicher Energie versorgt werden. Unbewusstes Poten-

144

zial wird insbesondere bei Vollmondräucherung erschlossen, während bei Neumond der Schwerpunkt auf Heilung durch Rückzug und Stille gelegt werden sollte.

Elementare Signaturen

Die Mistel wächst auf Wirtsbäumen sozusagen zwischen Himmel und Erde, was sie eindeutig als Schwellenkraft zur Zwischenwelt kennzeichnet. Es gibt für sie kein Oben und Unten wie für die meisten anderen Pflanzen und sie hat ihre ureigene Mitte. Das Männliche und Weibliche verbindet sich in ihr, wenn man die zwei Blätter als Sinnbild der Vulva und die Beeren als das Sperma erkennt. Sie assimiliert auch Tag und Nacht (Sternenlicht) und stellt mit ihrer enormen Grünkraft gebündeltes Sonnenlicht dar. Damit werden in ihr die Gegensätze ausgeglichen und darin erschließt sich auch ihre Fähigkeit, eine fruchtbare Verbindung zu schaffen. Von heißen, emotionalen Prozessen gelöst, wirkt voll und ganz das dem Wesen des Mondes verwandte, wässrige und kühlend luftige Element in ihr. Frei von Erdanhaftung löst das Wesen der Mistel angespannten Druck und schafft eine gewisse Schwerelosigkeit. Auch Saturn zeigt sich in der ledernen, immergrünen Gestalt. Im medizinischen Bereich werden derzeit immer mehr heilkräftige Qualitäten in dieser Pflanze entdeckt. Krebs als ein außer Kontrolle geratener Zellwachstumsprozess wird von Mistelpräparaten offenbar regulativ beeinflusst. Saturn geht in den Mond.

Rauchzeichen/Duftbotschaft

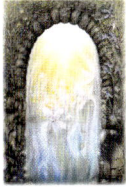

Ein ordnender Reizfaktor, der unkoordinierte Zustände reguliert, entsteht in dem krautig-süßen Räucherduft dieser besonderen Pflanze und darf mit respektvoller Absicht verwendet werden. Der Druck wird genommen und eine offene, gelöste Bewegung stellt sich ein.

TOR DER WERTE

„Komm aus der Mitte heraus
in den Fluss."

Mohn

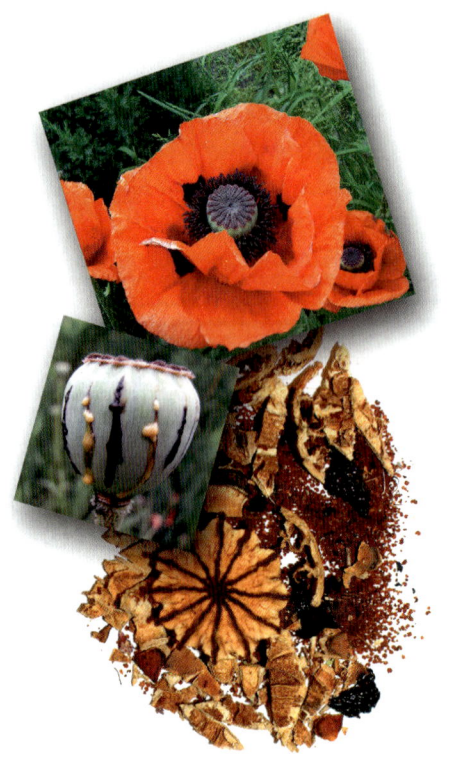

Mythos und Magie

Archäologische Funde belegen, dass die alten Griechen Opium aus dem Milchsaft der heiligen Pflanze des Asklepios für kultische und auch medizinische Zwecke gebrauchten. Der Mohn war das Symbol für Morpheus und Hypnos, den Göttern des Traumes und Schlafs, für Thanatos, den Gott des Todes, und für Nyx, die Göttin der Nacht. Auch Göttinnen der Fruchtbarkeit wie Demeter, Aphrodite, Hera und Kybele wurden mit dem Mohn aufgrund seines Samenreichtums in Verbindung gebracht. Im frühen Christentum sah man in einer Krankheit eine Strafe Gottes und verbot deshalb im 4. Jahrhundert die Anwendung von Opium als schmerzstillendem Mittel, weil man seinen Milchsaft mit Satan assoziierte. Mohn gehört jedoch zu den ältesten Kulturpflanzen. Man fand keilschriftliche Fragmente über die Herstellung von Heilmitteln aus Mohn, die auf 4000 v. Chr. datiert werden. Als Nahrungspflanze kam er offenbar schon in der Bronzezeit nach Nordeuropa. Im Mittelalter räucherten die Menschen Mohn zum Schutz gegen Widergänger.

Anlässe

Die Kapseln aller Mohnarten, wie auch des wild wachsenden Klatschmohns, sind sehr gut zu Räucherzwecken einzusetzen, die um Erntedank, Tod und Wiedergeburt kreisen. Er eignet sich also besonders für Mabon- und Samhain-Räucherungen, aber auch für die Raunächte bis Imbolc.

Elementare Signaturen

Die aus dem östlichen Mittelmeerraum stammende Mohnpflanze („Papaver orientale") ist eine mehrjährige Blütenstaude, deren Farbenspiel auf das Element Feuer hinweist. Laut Paracelsus ist der Mohn aber kalter Natur. Türkischer Mohn enthält in seinem Milchsaft maximal 3 % Alkaloide (Oripavin, Thebain). Diese Alkaloide sind strukturell verwandt mit dem Morphin des Schlafmohns und entsprechen dem Einfluss Saturns, des Hüters an der Schwelle. Die beim Räuchern entstehende, hypnotisch ahnungsvolle Stimmung steht mit diesem Einfluss in engem Zusammenhang. Der weiße Milchsaft trocknet schwarz und führt so die Polarität vor Augen. Ganz besonders eindrücklich weist der Milchsaft auf die Präsenz des Mondes in dieser Pflanze hin und steht auch für das unwirkliche, Traum auslösende Element. Feurige Blütenkraft, wie sie hier ganz stark zum Ausdruck kommt, regt oft Bewusstseinsprozesse an. Paracelsus setzte Opium als hypnotisches Mittel bei seelischen Spannungszuständen ein.

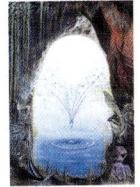

Rauchzeichen/Duftbotschaft

Das starke, extrem unliebliche Aroma beherrscht sofort die ganze Atmosphäre und lässt keine Wahl, als sich auf den eigenen Schatten einzulassen. Es entkräftet zugleich aber auch die Abwehrreaktion.

TOR DER KREATIVITÄT

„Gewinne das Verlorene zurück."

Muskatellersalbei

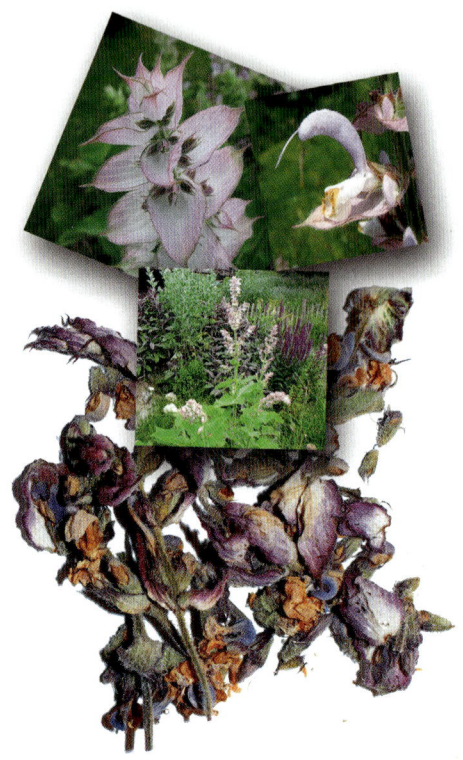

Mythos und Magie

In der Volksmedizin wird Muskatellersalbei als gutes Mittel gegen Vergiftungen und Magenschmerzen bereits von Hildegard von Bingen beschrieben. Es ist die krampflösende und entspannende Wirkung, die besonders an dieser Pflanze geschätzt wird. Man würzte früher Wein und Bier mit Extrakten aus dem Kraut (Muskatellerwein). Das ist heute verboten, weil ein solches Getränk bei Missbrauch psychoaktive Wirkungen auslösen kann. Wohl um euphorische Zustände auszulösen, tranken die Kelten das Kraut als Teeaufguss in rituellen Zeremonien.

Anlässe

Muskatellersalbei kann sehr gut als Kraut geräuchert werden, wenn Dynamik in eine festgefahrene Situation gebracht werden soll. Der Dufteindruck findet unterschiedliche Akzeptanz bei den Menschen, insbesondere wohl deshalb, weil er mit seinen hormonellen Impulsen die Kontrollsysteme außer Kraft setzt.

Der Pflanzengeist schlägt Veränderung vor. Leicht euphorisierend schenkt er Lebensfreude. Wenn die Banalität des täglichen Einerleis wie eine dumpfe Glocke über der Gefühlswelt lastet, kann Muskatellersalbei spontanen Wandel bewirken. Er ist als Räucherkraut im Jahreskreis für die Vertreibung der dunklen Kräfte des Winters höchst geeignet – setzt die Blüte sich selbst doch die Narrenkappe auf. Damit eignet er sich für Imbolc und Ostara, aber auch Beltane.

Elementare Signaturen

„Der klare Blick" hat einen besonderen Bezug zu dieser Pflanze, aus deren Saft auch Augentropfen extrahiert werden. Es ist der Blick auf das, was vor einem liegt. Er sensibilisiert für das, was es zu überwinden gilt, und lädt dazu ein, es mit Humor zu betrachten, weil das hilft, Verantwortung freudig zu übernehmen. Der Duft stimuliert die Produktion von Botenstoffen (Hormonen wie Serotonin und Endorphin), und sorgt dafür, dass über das zentrale Nervensystem körperliche und seelische Spannungen abgebaut werden. Es ist die Sonnenenergie, die Visionen kreativer Lösungen – auch in höchst verfahrenen Situationen – unter dem Einfluss dieses ungewöhnlichen Dufteindrucks auftauchen lässt. Er ist ein Schlüssel zur Kreativität im Menschen, wenn es darum geht, die eigene Mitte zu finden oder auch spielerisch gegen Gefühlskälte und Unlust zu Felde zu ziehen. Das Bewusstsein wird auf helle, leichte Art erweitert, so dass es möglich wird, tiefe Zusammenhänge zu erkennen, die den Pfad blockiert haben und gleichzeitig eine Transformation dieser Blockaden zu bewirken. Alte Muster können damit verabschiedet und tiefe, spirituelle Einsichten gewonnen werden.

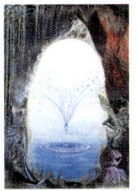

Rauchzeichen/Duftbotschaft

Der Rauch hat entgiftende Wirkung auf die Psyche, indem er die Fesseln von Selbstkasteiung und Ablehnung der eigenen Gefühle löst. Es ist äußerst erlösend, über sich selber lachen zu können.

TOR DER KREATIVITÄT

„Reiße den dunklen Vorhang auf."

Quendel

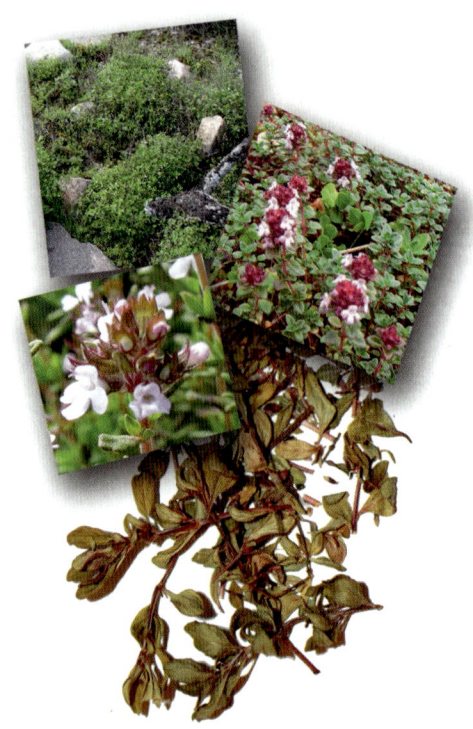

Mythos und Magie

Die alten Griechen weihten den Thymian Aphrodite. Der Name leitet sich vom griechischen „thymon" ab, was frei mit „Räuchern" übersetzt werden kann. Der Quendel wurde schon im 15. Jahrhundert als wilder Thymian in den Heilgärten angebaut. Er zählt nach Paracelsus zu den „Berufs- und Verschreikräutern", die Dämonen bannen können. Der Volkglauben besagt: „Man muss sich auf ein Quendelpolster setzen, wenn man vom Teufel verfolgt wird, dann kann er einem nichts anhaben." Man hat Kinder und Haustiere mit Quendel beräuchert, um sie vor dem „Bösen Blick" zu schützen. Alles, was parasitäre Tendenzen hat, wird vom Quendel abgewehrt. Am Johannistag ist der magische Zeitpunkt für die Ernte.

Anlässe

Räucherungen mit Quendel wirken gegen Mücken und Läuse oder auch energetische Elemente, die eine gesunde Lebenskraft beeinträchtigen. Die stark reinigende Kraft dieser Pflanze kann auch ganz alte Schatten vertreiben. Eine Räucherung mit Quendel baut einen Schutzwall auf, der es möglich macht, sich abzugrenzen und mutig in seinem Leben voranzuschreiten. Das qualifiziert ihn für die Imbolc-, aber auch Samhain-Räucherung.

Elementare Signaturen

Wilder Thymian enthält ätherisches Öl mit den Hauptinhaltsstoffen Thymol und Cymol. Vor allem an sonnigen Plätzen bilden Pflanzen viel ätherisches Öl und sind daher intensiver im Geruch. Wilder Thymian ist schleimlösend, Auswurf fördernd, krampflindernd bei Husten und Erkrankungen der Bronchien, gut geeignet als Badezusatz, für Mundspül- und Gurgelwasser und fördert die Verdauung. In ihm wirken neben der Venus auch Sonne und Saturn. Die niedrige Polsterstaude hält viel aus und genau dies lehrt sie uns auch. Ausgehend von einer zentralen Wurzel verbreitet Quendel sich mit liegenden Trieben in alle Richtungen. So kann er einen geschlossenen Teppich von beachtlicher Größe bilden und seinen Standort, auch wenn er betreten oder befahren wird, behaupten. Das große Thema dieser Pflanze ist die wärmende Glut der Sonne, die konstant lodert und in ihrer Zuwendung das Herz nährt. Quendel zählt auch zu den schutz-magischen Mitteln mit Wirkung auf die Lunge (Merkur).

Rauchzeichen/Duftbotschaft

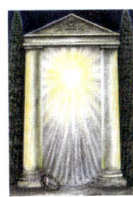

Schutz und Stärkung schenkt uns diese kleine und in ihrem Aroma umso kraftvollere Pflanze, um das Alte abzuschütteln und hoffnungsfroh nach vorn zu schauen.

TOR DER ERKENNTNIS

„Folge deinem Herzen
starken und sicheren Fußes."

Rainfarn

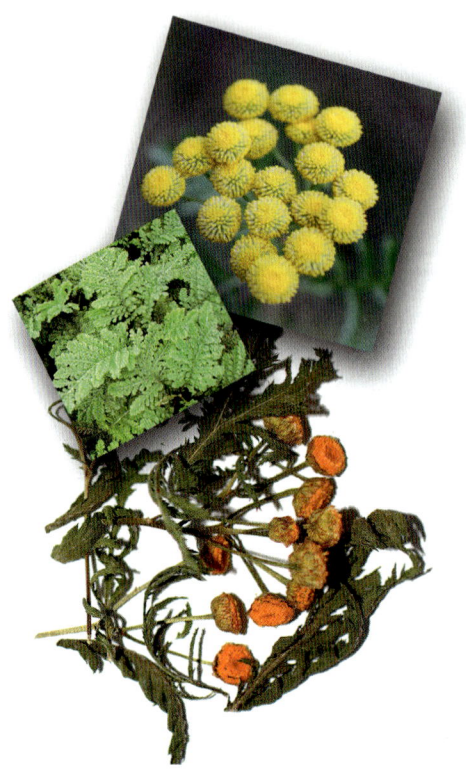

Mythos und Magie

Im germanischen Brauchtum soll es so genannte „Heilbrote" gegeben haben, die unter Verwendung dieser Pflanze zur Abwehr von Krankheiten zubereitet wurden.

Die erste schriftliche Überlieferung findet sich im Capitulare Karls des Großen, einer Verordnung aus dem Jahre 812 nach Christus, welches landwirtschaftliche Regeln und auch dreiundsiebzig Heilpflanzen umfasste.

Rainfarn gilt volkstümlich als ein Räuchermittel zur Abwehr von Blitzschlag ebenso wie Ungeziefer- und Seuchenbefall bis hin zur Pest im Mittelalter. So hat die Pflanze eine traditionell schutzmagische Verwendung als Räucherstoff gegen Quälgeister aller Art.

Anlässe

Eine Räucherung dieser Pflanze hilft immer gegen eine angespannte Atmosphäre, zum Beispiel gegen aggressive Stimmung oder ein von Elektrosmog belastetes Umfeld.

Eine Räucherung zu Ostara wird besonders empfohlen, um die wachsende Kraft der Sonne und damit die Fruchtbarkeit des neuen Jahreslaufs zu beschwören. Zu Lugnasad und Mabon dankt man für das Empfangene.

Elementare Signaturen

Dem Feuerelement nahe ist Rainfarn von sulfurischem Charakter. Es ist eine Lichtpflanze, die Informationen vermittelt, worin sich ein Sonne-Merkur-Thema spiegelt. Sie liebt pralle Sonne, verstellt ihre Blätter aber zur Mittagshitze so, dass deren Strahlen nur auf die Blattkanten treffen, was auf ihre Intelligenz im Umgang mit Strahlenbelastung deutet. Auch ein venusischer Einfluss spielt hinein: Rainfarn hat dunkelgrüne, längliche, gefiederte Blättchen, die stark duften. Er ist ein Kontaktdufter und somit ein Bote der Sinnlichkeit. Die ganze Pflanze enthält stark riechende ätherische Öle (Kampfer, Borneol, Thujon) und Bitterstoffe. Manche Menschen mögen ihren Geruch, andere fühlen sich von ihm abgestoßen. Wir erkennen einen Bezug zu extremen emotionalen Zuständen. Die Blüten sind zwittrig und werden reichlich von Insekten aller Art besucht. Interessant ist, dass ihr getrocknetes Pflanzenmaterial die Insekten abstößt. Diese Staude ist ein Gartenflüchtling und kann einen Impuls in Richtung Freiheit der Entfaltung auslösen. Eine vegetative Vermehrung erfolgt reichlich durch unterirdische Triebe. Die Pflanze wächst häufig und gesellig auf Brachland. Sie wurde früher bei Wurmerkrankungen eingesetzt; eine Waschung mit ihrem Auszug sollte Flöhe und Kopfläuse vertreiben. Therapeutisch wirkt Rainfarn Menstruation fördernd. Schwangere Frauen sollten auch das Räuchern meiden.

Rauchzeichen/Duftbotschaft

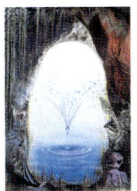

Die Pflanze übermittelt in ihrem Aroma eine Information, die auf die Individualität und Authentizität des Menschen zielt. Diese Botschaft stärkt die psychisch-seelische Konstitution und unterstützt darin den eigenen Weg.

TOR DER KREATIVITÄT

„Finde deinen Rhythmus
im Kontakt mit der inneren Quelle."

Rosmarin

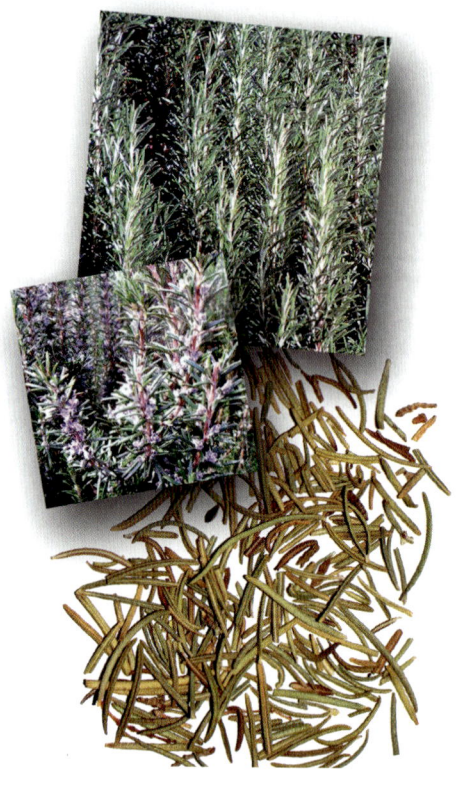

Mythos und Magie

In der antiken Kultur hatte man den Rosmarin der Aphrodite geweiht. Er repräsentierte symbolisch Liebe und Tod. So gab es im Mittelalter den Brauch, einen Rosmarinzweig zu überreichen, wenn man einer Dame näher treten wollte. Das erklärt, warum Ophelia Hamlet einen Rosmarinkranz als Zeichen ihrer Treue wand. Auch in Deutschland war der Rosmarinkranz für Bräute obligatorisch. Ebenso spielt er eine Rolle beim Gedenken an die Toten. Im alten Ägypten gab man den Toten Rosmarin mit auf die Reise in das Jenseits und auch in anderen Ländern Europas wand man Totenkränze aus Rosmarin oder gab jedem Gast des Trauerzugs zum Friedhof einen Zweig in die Hand, der dann als Symbol des ewigen Lebens in das Grab gegeben werden konnte. Die Vielseitigkeit dieser Pflanze ist bemerkenswert und begleitet die menschliche Kultur spirituell, medizinisch, kosmetisch und kulinarisch seit Urzeiten.

Anlässe

Die größte Kraft des Rosmarins liegt darin, durch Trauer zurück zu Lebenslust und Fröhlichkeit zu führen. Dies kann durch eine Rosmarin-Räucherung unterstützt werden. Der anregende Impuls ist deshalb besonders in Frühjahrsräucherungen sehr passend. Venusische Einflüsse qualifizieren dieses Kraut auch für Liebesräucherungen und der Feueraspekt passt an Lugnasad.

Elementare Signaturen

Das Element Feuer und die Sonne stehen bei dieser Pflanze ganz vorne. Es ist das Feuer, das den Geist entzündet und sich als starkes, dynamisierendes Prinzip manifestiert. Rosmarin schenkt sonnenhafte Energie und regt unterstützt von Mars und Venus den Blutkreislauf an. Er „be-geistert" im wahrsten Sinne des Wortes, denn Kopf und Herz werden gleichermaßen von dieser Energie entzündet. Schon der Anblick der Blätter lässt an kleine Feuerzungen denken wie sie nach oben streben und bei den jungen Trieben die hellen Unterseiten aufblitzen lassen. Die Blätter sind sehr stabil, harzig und stark duftend, weil voll von entzündbarem ätherischem Öl. Diese Entzündlichkeit des Rosmarins wirkt positiv auf alle Prozesse, in denen Bewegung schmerzhaft erscheint, sowohl im körperlichen Bereich (rheumatische Beschwerden) als auch im geistig-seelischen Bereich (durch einen Prozess gehen). Rosmarin untersteht dem Sulfur-Prinzip (individuelle Verwirklichung).

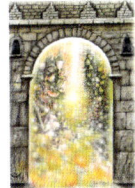

Rauchzeichen/Duftbotschaft

Es geht darum, bewusst in die Veränderung zu treten und auf die Entfaltung des Lebens zu setzen. Es gilt, Zustände einerseits auszuhalten und andererseits schöpferisch motiviert zu verändern.

TOR DES LERNENS

„Entfalte unbeschwerte Tatkraft."

Rundblättrige Minze

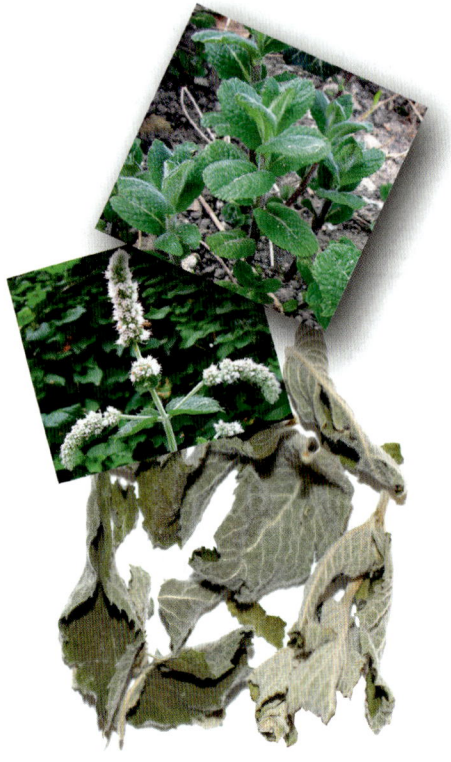

Mythos und Magie

Mentha hieß eine Nymphe im alten Griechenland, von der die Sage geht, dass sie von der eifersüchtigen Persephone in einer leidenschaftlichen Situation mit Hades, dem Gott der Unterwelt, erwischt wurde. Um sie vor der wütenden Göttin zu schützen, verwandelte er sie in eine Minze. Man schätzte sie schon im Altertum als Heil- und Gewürzpflanze. Plinius empfahl sie als Schmerz stillend. Für Hippokrates war sie ein Aphrodisiakum und galt als „Krone der Aphrodite" wegen ihrer Lust stimulierenden Eigenschaften, was insbesondere für die süßere, hier beschriebene Art gilt. Minzekränze wurden im alten Griechenland für Brautpaare geflochten, um eine gute gemeinsame Zukunft zu gewährleisten.

Anlässe

Wenn es gilt, Energiereserven zu aktivieren, kann diese Pflanze geräuchert werden. Eine erfrischende und jeglichen Prozess fördernde Kraft wirkt in ihr. Insbesondere Ostara und Beltane sind ein guter Zeitpunkt, zu dem die Kraft der Erneuerung wieder aus der Erde steigt und sich mit dem Feuer der Sonne verbündet. Der Keim dringt durch die Oberfläche und beginnt zu wachsen. Das Neue schafft sich Raum.

Elementare Signaturen

Es handelt sich hier um eine Minze mit sehr niedrigem Mentholgehalt und dem Licht zustrebenden, ährenartigen, blattlosen Blütenständen (Feuer). Die weißliche Behaarung deutet auf einen Mondeinfluss hin. Die Lust der Minzen, sich zu verbinden, schuf eine Unmenge verschiedener Zwischenformen. Diese Variante hat ein weniger beißendes Aroma und ist auch in ihrem gesamten Erscheinungsbild weicher – Venus lässt grüßen. Dennoch ist auch hier Mars im rötlichen Stiel erkennbar. Anregend auf alle blockierten Prozesse, insbesondere was den Energiefluss von Leber und Galle betrifft, löst sie erstarrte Prozesse und betäubt den Schmerz, um Klärung möglich zu machen. Wasser und Feuer wetteifern in dieser Pflanze. Sie besitzt starke vegetative Vermehrungskraft durch unterirdische Wurzelausläufer, die ihr eine ungebremste, territoriale Herrschaft ermöglicht und den Bezug zur Erde signalisiert. Der zähe, vierkantige Stängel weist auf die Jupiterpflanze hin, die den Weg zeigt, der gegangen werden soll. Lässt man diese Eindrücke auf sich wirken, dann lässt sich unschwer erkennen, dass es sich um eine sehr zündende Energie handelt, die den Luftaspekt, also die Bewegung verkörpert. Ihr Bezug zu Feuchtem und Wucherndem weist auf Leber und Darm hin, dem „tropischen" Bereich unseres Körpers, wo ein schneller Zellwechsel stattfindet. Dort ordnet sie die vitalen Ströme.

Rauchzeichen/Duftbotschaft

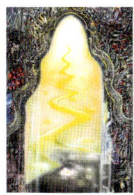 Über das fruchtig-süße und zugleich sehr kraftvolle Aroma erkennt man, wie dieses Pflanzenwesen für die Verbindung der Gegensätze kämpft. Heiß und kalt zugleich mutet ihr Duft an und fordert auf, die Erdverbundenheit und Gefühlswelt mit den Geisteskräften zu einem unschlagbaren Team zu verbinden.

TOR DER INSPIRATION

„Werde aktiv und ergreife deine Chancen."

Salbei

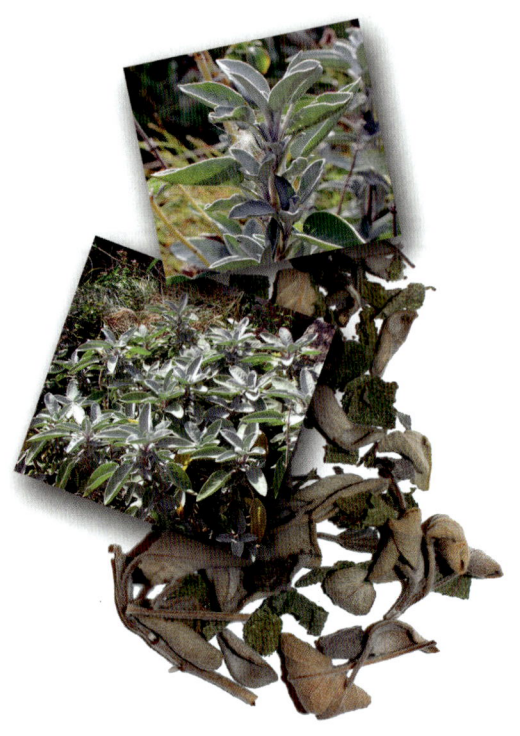

Mythos und Magie

Salvia stammt vom lateinischen Wort „salvare" (heilen) und deutet auf dessen Heilkraft hin. Salbei war bereits im Altertum bekannt und wurde im Mittelalter von Mönchen über die Alpen gebracht. Unter anderem hat man Besessene mit Salbei geräuchert, weil seine magische Austreibungskraft erkannt worden war.

Anlässe

Imbolc zum Fest der Brigid ist der Moment, wo das Alte und Verkrustete ausgetrieben werden soll, also ein guter Zeitpunkt für Salbei-Räucherung. Der Rauch hat besonders starke Wirkung zur Vertreibung störender Energien. Beim Ausräuchern von energetisch belasteten Räumen ist es angezeigt, zwischendurch die Fenster zu öffnen, um den anhaftenden Elementen die Flucht zu ermöglichen. Seine deodorierende Wirkung macht das Räuchern auch zu Lugnasad sinnvoll, wenn die Hitze am größten ist.

Elementare Signaturen

Durch den hohen Anteil ätherischer Öle ist Salbei außerordentlich antiseptisch. In der Pflanze zeigt sich eine Empfangsbereitschaft und die Fähigkeit, auf der Körper- und Geistesebene etwas aufzunehmen. Die graugrünen, seidig behaarten Blätter weisen eher nach innen, was sich in der röhrenförmig nach innen gerollten Form zeigt und einen Bezug zu den empfangenden Organen wie Rachen und Vagina andeutet. Salbei hilft bei Schluckbeschwerden, die daher rühren, dass man im übertragenen Sinn etwas nicht länger schlucken will. Salbei reinigt in höchstem Maße von alten und verbrauchten Themen, die sich nicht transformieren lassen wollen und sich auf der körperlichen Ebene als störende Reize äußern müssen. Das Wasserelement im Salbei zeigt sich darin, dass er den Blick auf das Innere richtet. Ein reiner, jungfräulicher Zustand soll erreicht werden, der am besten geeignet ist, etwas Essenzielles aufzunehmen. Der Wasserfluss (Mond) wird von Salbei reguliert bei übermäßiger Verschleimung im Lungenbereich ebenso wie bei Schweißabsonderung, übermäßigem Milchfluss oder Durchfall. Regulierend zwischen Yin und Yang wirkt er auch auf den Hormonfluss, was ihn im Klimakterium nützlich macht, wenn der Wärme-(Yang-)Überschuss (Sonne) sich in Hitzewallung ausdrückt. Hier verstärkt der Salbei die seelische Empfänglichkeit, wenn die körperliche nachlässt, und wirkt auch Depression und Stimmungsschwankungen entgegen. Stoffe, die nicht genügend vom Stoffwechsel umgewandelt und ausgeschieden werden konnten, bilden einen permanenten Krankheitsreiz. Salbei bringt die Dinge in den Fluss und dient damit der Regeneration des inneren Alchimisten, besonders bei älteren Menschen.

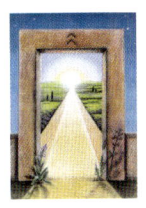

Rauchzeichen/Duftbotschaft

Der harzige Räucherduft des Salbeis erscheint warm, kühl, herb oder süß, je nachdem, was gebraucht wird. Die Frage bleibt nur, ob der Mensch für das anstrengende Vorhaben der Pflanze bereit ist.

TOR DER IDEALE

„Kläre, reinige und befreie dich
von Altlasten."

Sonnenhut

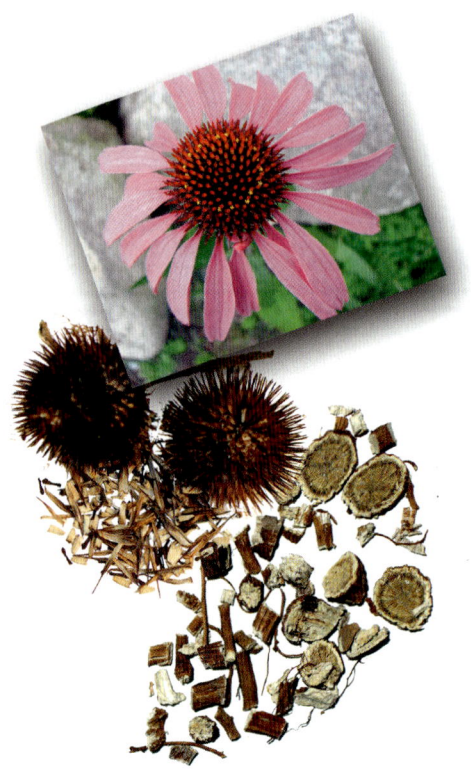

Mythos und Magie

Die indianischen Ureinwohner Nordamerikas nutzten diese Pflanze von jeher als Mittel gegen Entzündungen und Furunkel und gebrauchten sie als Gegenmittel bei Schlangenbissen. Ihre antiseptische Wirksamkeit wurde im Verlauf des 19. Jahrhunderts auch von der allgemeinen Kräuterkunde bestätigt. Der Mythos eines Allheilmittels rankte sich um diese Pflanze, kulminierte in Amerika um 1920 und geriet danach im Zuge der pharmazeutischen Industrialisierung wieder in Vergessenheit. Im letzten Viertel des 20. Jahrhunderts begann ein neuer Siegeszug dieses magischen Immunkraftverstärkers als Therapeutikum auch in Europa. Als Pflanze versteckt sich diese Kraft bisher noch im Ziergarten und wartet darauf, bewusst gesucht und als Heilpflanzenhelfer erkannt zu werden.

Anlässe

Ich habe den Sonnenhut als Wächter am Eingang meines Gartens angesiedelt, um ihn gegen destruktive Einflüsse abzuschirmen. Eine Räucherung von Saat und Wurzel ist als Schutzräucherung sehr effektiv. Der Duft lässt Ruhe und Kraft entstehen und klärt den Blick auf das Wesentliche der Bedrohung. In diesem Zusammenhang ist er auch als eine gute Komponente in der Raunacht-Räucherung zu empfehlen.

Elementare Signaturen

Der botanische Namen stammt vom griechischen *echinos* (Igel) ab, und bezieht sich auf die stacheligen Fruchtstände. Die überraschen, wenn man diese Pflanze nicht kennt und das Blütenzentrum berührt. Mit kleinen Speerspitzen dicht besetzt ist die Kugelform derart stabil, dass es nicht Wunder nimmt, die Blüten viele Wochen in ihrer Stabilität und Schönheit erhalten zu sehen. Es drückt sich darin eine unglaubliche Widerstandskraft gegen den Verfall aus. Man weiß unwillkürlich um die Wehrhaftigkeit dieser Pflanze, wenn man sie berührt. Sie wirkt gegen „Hitze im Blut", wie es die chinesische Medizin ausdrückt. Damit steht sie destruktiver Mars-Entfaltung entgegen. Sie bekämpft Infektionen im akuten Stadium und arbeitet zugleich konstitutionell dem heißblütigen Temperament entgegen. Sie unterstützt die Produktion weißer Blutkörperchen und stärkt den Organismus bei Erschöpfungszuständen. Somit ist sie auf Regulation über Lymphe und Blut ausgerichtet. Die lila-rote Farbe der Blütenblätter ebenso wie die dunkelrötliche Färbung der Stiele weist auf septisches Fieber hin. Die Bewegung der Blütenblätter zeigt mit ihren Spitzen im Zuge der Entfaltung zunächst zum Himmel und bewegt sich im Verlauf von Wochen in einer großen, abschirmenden Gebärde bis zur Erde. In den dunkelgrünen, harten bis kratzigen Blättern erkennen wir Saturn, der eindeutig Grenzen setzt.

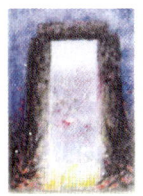

Rauchzeichen/Duftbotschaft

Sonnenhut hilft bei Überarbeitung und Raubbau mit den eigenen Kräften. Insbesondere dann, wenn dies mit Demütigung der eigenen Person einhergeht, setzt dieser Pflanzengeist einen ganz eindeutigen Impuls.

TOR DER KRAFT

„Bis hierhin und nicht weiter!"

Stechapfel

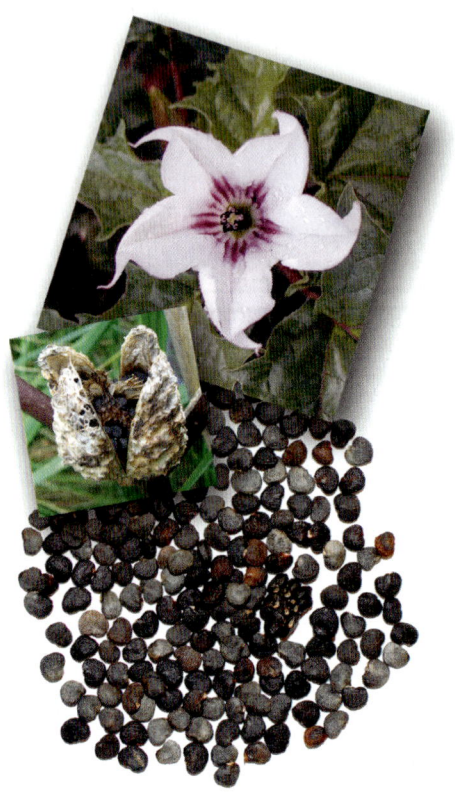

Mythos und Magie

Ein indianischer Mythos berichtet von den Kindern der Erdmutter, die den Zwillingssöhnen des Sonnenvaters leichtherzig berichteten, dass sie den Menschen beibrachten, Geister zu sehen und hellsichtig zu werden. Die Götter verbannten sie daraufhin in das Erdinnere. Dort, wo sie hinabstiegen, erschienen anschließend die Blüten des Stechapfels und verbreiteten sich in verschiedenen Variationen über die ganze Erde.

In den magisch-spirituellen Riten der Eingeborenen Mittelamerikas spielt diese Pflanzenfamilie eine bedeutsame Rolle als Halluzinogen.

Das Nachtschattengewächs wurde erst im 16. Jahrhundert in Mitteleuropa heimisch. Die Germanen und Kelten kannten sie als schamanische Meisterpflanze wahrscheinlich noch nicht. Ihre Herkunft ist bei den Experten heute umstritten. Das Fahrende Volk soll sie mitgebracht haben. Sie wächst in Europa heute wild an Schuttplätzen und Wegrändern. In den halluzinatorischen Werken des Hieronymus Bosch (Garten der Lüste) spielt der Stechapfel eine besondere Rolle.

Anlässe

Diese Pflanze darf, wenn überhaupt, nur von erfahrenen schamanischen Führern zum Räuchern als „Traumhelfer" zur Induktion prophetischer

Träume verwendet werden. Sie ist ein machtvoller Lehrer in der Visions-suche zu Samhain und soll verborgene Fähigkeiten zur Hellsicht erwecken können. Man sollte sich dem Rauch nur kurz aussetzen. Keinesfalls ist sie innerlich einzunehmen, da sie in allen Teilen toxisch und äußerst schwer zu dosieren ist. Ihr Missbrauch kann zu schweren psychischen Entgleisungen führen.

Elementare Signaturen

Die hell- bis dunkelvioletten, trompetenförmigen Blüten mit den fünf Spitzen gehören der Nacht und sind dem Mond verwandt. Sie treiben aus den Blattachseln aus, öffnen sich ganz in den Abendstunden und sondern in der Nacht ihren Duft ab. Am nächsten Tag verblühen sie aber schon wieder. Als Propheten- und Orakelpflanze kann sie göttliche Visionen ebenso wie teuflische Halluzinationen erzeugen. Blätter wurden früher gegen Asthma oder als Aphrodisiakum geraucht und alle Pflanzenteile haben Schmerz betäubende Eigenschaften. Sie können im Zusammenhang mit Sinneslust stark enthemmend wirken. Verlorene Dinge unter dem Einfluss dieser Pflanze wieder zu finden, Krankheitsursachen zu ergründen oder einfach in die Zukunft zu schauen, sind Qualitäten, die bei schamanischer Anwendung enorm verstärkt werden können. Es ist eine Pflanze mit starker Geistwirkung, die die Themen Macht und Angst berührt.

Rauchzeichen/Duftbotschaft

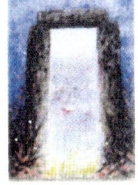

Der eigentümliche Duft geräucherter Samen lässt sofort Phä-nomene in der Wahrnehmung auftauchen, die große Kraft signalisieren und eine demütige innere Haltung abfordern.

TOR DER KRAFT

„Achte darauf, dass du deine Schritte
respektvoll setzt."

Stechpalme

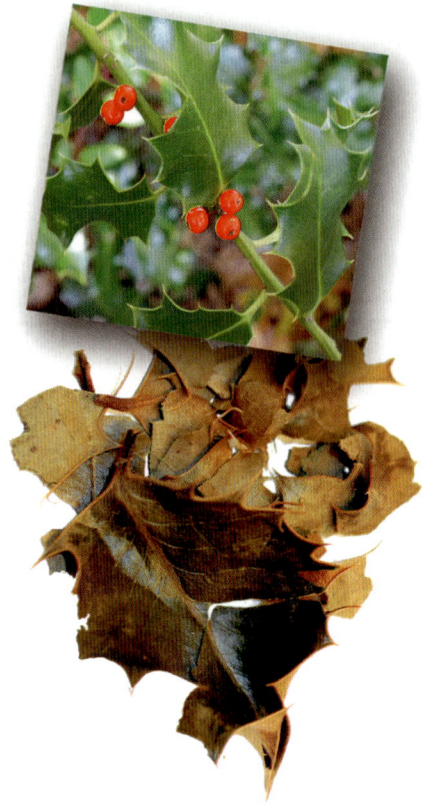

Mythos und Magie

Dem heidnischen Ursprung des Weihnachtsfestes nach nutzte man die Stechpalme als Kraftpflanze, die mit ihrem immergrünen Kleid symbolisch für die Fortsetzung des Lebens während der Ruhezeit des Winters stand. Im Christentum wurde gesagt, dass die Palmblätter sich in Stechpalmen verwandelten, nachdem das Volk in Jerusalem „Kreuzigt ihn!" gerufen hatte.

Es gibt die Überzeugung, dass Stechpalmenzweige Haus und Hof vor Blitzschlag und die Bewohner sowie das Vieh vor Krankheit und üblen Einflüssen schützen und als Glücksbringer dienen können. In rituellen, heidnischen Zeremonien im Geiste der alten Germanen werden die Blätter geräuchert, um Kraft und Beistand des Donnergottes Thor zu erbitten. Im sympathischen Heilritual wurde sie auch gegen Lungenkrankheit verwendet.

Anlässe

Samhain, das Julfest und die Raunächte sind prädestiniert für diese Räucherpflanze, die mit ihrem festlichen, aromatischen Duft das Herz öffnet und zugleich Widerstandskraft signalisiert.

Elementare Signaturen

Widerstand gegen den Abbau der Lebenskraft beweist diese Pflanze durch ihre Fähigkeit, dreihundert Jahre alt zu werden. Darin zeigt sich das saturnische Prinzip ebenso wie in ihrem extrem langsamen Wachstum und den ledern anmutenden Blättern. Sie lehrt uns Geduld. Dabei kann sie als Strauch bestehen und ebenso zu einem Baum von bis zu 10 m Höhe heranwachsen. Sie siedelt sich mit Vorliebe unter Harthölzern wie Eichen und Buchen an und entwickelt „erweichende" medizinische Eigenschaften. Bei Verhärtung des Herzens infolge mangelnder Selbstliebe und Isolationsgefühlen ist in der Bach-Blüten-Therapie die Essenz dieser Pflanze angesagt. Der Umgang mit Spannung zwischen Mars und Saturn ist offensichtlich das Thema der Stechpalme. Wasser und Feuer sind ebenso in der Erscheinung sichtbar. Das wässrige Prinzip zeigt sich in den weißen Kronblättern ihrer Blütenbüschel mit ihrem süßen Duft. Er signalisiert Reinheit und Neubeginn. Das Prinzip des Feuers zeigt sich in den korallenroten Beeren sowie in den in der Pflanze enthaltenen Bitterstoffen. Ihr Mars-Wesen, das gegen Bewegungsunfähigkeit hilft, kommt auch in den Stacheln der Blätter zum Ausdruck. Nur die älteren Blätter werden nach der Blütezeit von Juli bis September gepflückt und im Schatten getrocknet.

Rauchzeichen/Duftbotschaft

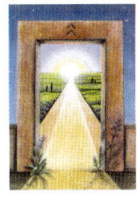

Extrem ambivalente Zustände, in denen es den Menschen an Entscheidungskraft und Geduld mangelt, haben eine unerträglich angespannte Unruhe zur Folge. In solchen Momenten kann die Stechpalme zum inneren Führer werden.

TOR DER IDEALE

„Trete in Verbindung
zum inneren Meister."

Süßdolde

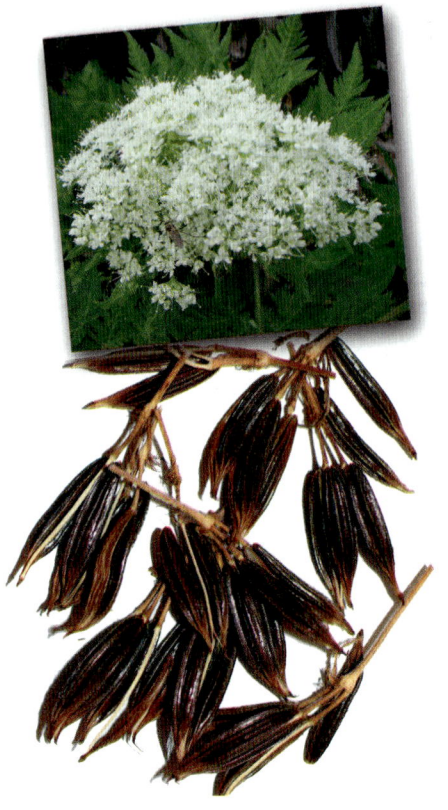

Mythos und Magie

Diese heute eher unbekannte Staude soll bereits seit Hunderten von Jahren in den Kräutergärten von Klöstern als Gewürz- und Arzneipflanze kultiviert worden sein. Sie ist ökologisch als Nektarpflanze für Schmetterlinge, Bienen und Hummeln von Bedeutung. Ansonsten schätzte man im ländlichen Bereich ihre Blätter als Wildgemüse, das den ganzen Sommer über geerntet werden konnte, weil es immer wieder nachwuchs. Eine anregende Wirkung auf die Milchdrüsen der Kühe wurde dieser Pflanze von den Milchbauern nachgesagt. Neben Anis, Fenchel, Engelwurz und Bärwurz gehört die Süßdolde zu den wichtigsten Arzneikräutern aus der Familie der Doldenblütler. Es ist eine Pflanze, die gute Geister anzieht. Ihre aromatische Saat kann im Herbst, nachdem sie braun und hart herangereift ist, geerntet und für Affirmationsräucherungen eingesetzt werden. Die Süßdolde verschenkt sich an das Leben. Sie ist eine Gewürz- und Duftpflanze, die man gerne für Potpourris, Duftsträuße, Duftrasen, Dufthecken und Duftgärten verwendet hat.

Anlässe

Zu Lugnasad und Mabon, Feste, anlässlich derer man sich rituell für die Geschenke der Natur bedankt, ist die Räucherung der Süßdoldensaat, des getrockneten Krautes oder auch der Wurzel angebracht. Auch zum Julfest ist die Botschaft der Liebe, die ihrem Aroma entströmt, durchaus stimmig.

Elementare Signaturen

In den üppigen, weißen Blüten dieses Doldenblütlers und in der weichen, grünen Blattfülle drücken sich die Archetypen Mond und Venus aus. Der süßliche Geschmack nach Anis und Lakritz deutet auf die umsorgende Seite der Gefühlswelt hin. Es wird durch das Erscheinungsbild der Pflanze nachvollziehbar, warum das homöopathische Mittel Myrrhis odorata bei Hämorrhoiden, Krampfadern oder Venenschwäche eingesetzt wird. Enge und Stress werden also mit ihr bekämpft und Belastungen reduziert. Der entspannende und ausgleichende Einfluss der planetaren Kräfte kommt darin zum Ausdruck. In der Volksheilkunde ist sie als Mittel für die Blutreinigung sowie gegen Husten und Magenschwäche bekannt. Süßdolde enthält ein ätherisches Öl, das reich an den Phenylpropanen Anethol (85 %) und Methylchavicol ist und außerdem pheromonartige Stoffe wie Germacren und ß-Caryophyllen aufweist. Der Duft hat damit auch biochemisch betrachtet verlockende Eigenschaften und verstärkt die sinnliche Wahrnehmung.

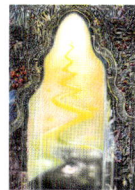

Rauchzeichen/Duftbotschaft

Man wird umfangen von einem tragenden Aroma, das wie ein Schlüssel zum Herzen wirkt und die Seele nährt. Es macht offen und empfänglich für das Gute und lässt einen annehmen, was man bekommt.

TOR DER INSPIRATION

„Lass dich auffangen und trösten."

Wacholder

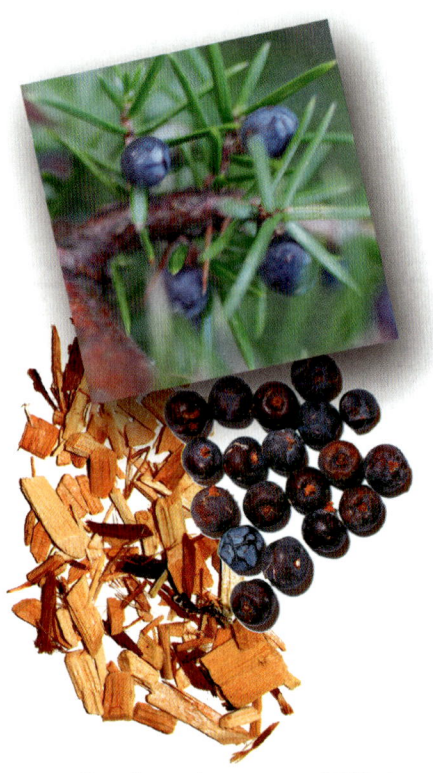

Mythos und Magie

Im Wacholder sollen die Ahnen weiterleben. Weltweit ist diese Pflanzengattung im schamanischen und volksheilkundlichen Kulturerbe zu finden. Wacholder gilt als Verkörperung der Erdenmutter Gaia. Man hängte in der Weihnachtszeit Wacholderzweige über die Eingänge zu den Stallungen, um bösen Zauber von Mensch und Tier abzuwehren. Die Räucherungen vertreiben Krankheiten ebenso wie Dämonen.

Aus diesem Grunde war der Wacholder ein wichtiger Bestandteil des „Notfeuers" aus Neunerlei Hölzern, um den Viehbestand vor Seuchen zu schützen und die Krankheitsdämonen zu verbrennen. Magische Schutz- und Bannkreise können mit Hilfe dieser Baumkraft gezogen werden. Zu diesem Zweck hat man rituelle Gegenstände wie Zauberstäbe aus seinen Zweigen hergestellt.

Anlässe

Traditionell wurde Wacholder immer zum Julfest geräuchert. Auch für die Raunächte und Imbolc bis Ostara ist diese Pflanze sehr geeignet.

In der alten Heilkunde räucherte man auch die Zimmer von Pestkranken mit „Nordischem Weihrauch" in Form von Wacholderbeeren und -nadeln aus. Er lässt sich also gut in Kranken- und Sterbezimmern einsetzen.

Elementare Signaturen

Der Baum kann bis zu sechshundert Jahre alt werden. Sein Stamm besitzt eine grau- bis rotbraune Borke und bildet ein tief reichendes Wurzelsystem aus. Saturn und Mars sind gleichermaßen in ihm tätig. Das Feuerelement kommt spürbar in seinem Einfluss auf eine schwache Durchblutung zum Ausdruck. Seine Mars-Signatur – die stechenden Nadeln – sind Zeichen für das schutzmagische Mittel. Sie verleiht der verletzlichen Seele die Waffen, um sich gegen destruktive Einflüsse zu wehren. Der Wacholder ist zweihäusig und steht damit geistig-seelisch dem Menschen näher. Das kommt besonders eindrucksvoll darin zum Ausdruck, dass der Baum menschenähnliche Umrisse bildet. Männliche Exemplare kann man zur Blütezeit von April bis Juni gut an den gelblichen Blüten als sufurische Mars-Signatur (Feuerbaum) erkennen. An den weiblichen Individuen reifen im August bis Oktober des zweiten Jahres nach der Bestäubung aus drei Samenschuppen die blauschwarzen Wacholderbeeren heran. Wacholderrauch ist stark konservierend, das heißt er tötet Keime ab. Wacholderräucherungen sind hervorragend geeignet, die Atmosphäre eines Hauses zu reinigen. Wach zu sein, auch im spirituellen Sinne, ist die Aufforderung dieser Pflanze an den Menschen, worin Saturn – „Du sollst!" – in enger Verbindung mit Mars – „Du kannst." – zu erfahren ist.

Rauchzeichen/Duftbotschaft

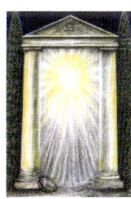

Von diesem Aroma können wir lernen, im rechten Maß in Bewegung zu kommen ohne unsere Wurzeln zu verlieren und uns im Handeln zu verzetteln.

TOR DER ERKENNTNIS

„Gewinne Ruhe, Kraft und Zuversicht."

Waldmeister

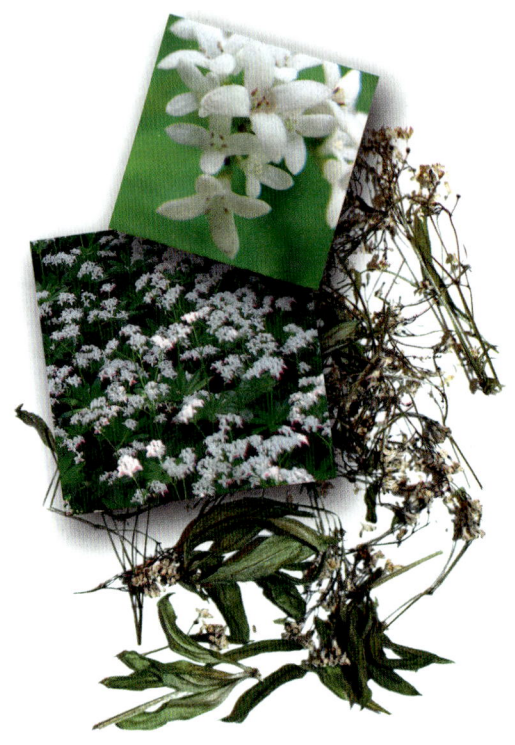

Mythos und Magie

Ähnlich wie beim Mariengras können wir uns Freya als die Schutzgöttin der Schwangeren und Gebärenden auch in dieser Pflanze vorstellen. Sie blüht im Mai, wenn diese Göttin Liebeslust und Fruchtbarkeit in die Welt bringt. So gehörte Waldmeister auch zu den Pflanzen, die man unter dem Begriff „Mariae Bettstroh" zusammenfasste. Diese Pflanzen wurden zur Unterstützung der Geburt eingesetzt, indem man sie in das Schlafstroh oder Kissen stopfte, um über den Duft ihre entspannende Wirkung zu nutzen.

Als Volksarzneipflanze ist der Waldmeister etwas in Vergessenheit geraten und nur die bis ins 9. Jahrhundert zurückverfolgbare, traditionelle Waldmeisterbowle erinnert an die einstige Bedeutung. Im Aberglauben wurde Waldmeister wohl zur Abwehr dämonischer Kräfte verwendet. Hexen ließen sich angeblich durch eine Mischung von Waldmeister, Johanniskraut und Poleiminze vertreiben.

Anlässe

Für Frühlingsräucherungen, die auf einen glücklichen Jahresverlauf zielen und die Stimmung heben sollen, ist Waldmeister eine ideale Komponente. Angespannte, hektische Zustände lassen sich wunderbar auflösen, wenn dieser inspirative Duft die Fantasie beflügelt und das Urvertrauen stärkt. Zur Abwehr von Motten ist er auch gut zu gebrauchen.

In der alten Heilkunde räucherte man auch die Zimmer von Pestkranken mit „Nordischem Weihrauch" in Form von Wacholderbeeren und –nadeln aus. Er lässt sich also gut in Kranken- und Sterbezimmern einsetzen.

Elementare Signaturen

Waldmeister ist eine Schatten verträgliche Pflanze, die besonders gerne in Buchenwäldern wächst. Im Licht- und Schattenspiel der frisch austreibenden Baumkronen entfaltet er im Mai weiß-grüne Blütenteppiche mit unzähligen winzigen Blütensternchen und verbreitet seinen wunderbar lieblichen Venus-Duft. Merkur zeigt sich in Blättern und Stängeln, die im Frühjahr wieder Wurzeln austreiben, nachdem sie unter dem toten Laub der Bäume flachgedrückt überwintert haben. Aus dieser Flexibilität, ebenso wie aus den kleinen hakeligen Früchten, die sich an vorbeistreifenden Tieren verkrallen, um so verbreitet zu werden, spricht das kommunikative Wesen des Waldmeisters. Interessant ist die Bezeichnung „Waldmutterkraut" im Hinblick auf den weiblichen Charakter dieser Pflanze, die man heute zumeist nur noch unter dem männlich klingenden Namen Waldmeister kennt. In alten Quellen sind viele Waldmeister-Rezepturen gegen Frauenkrankheiten zu finden. Er wirkt gefäßerweiternd, entzündungshemmend und krampflösend und enthält Cumarin, das leicht beschwingt und in geringer Dosierung bei Kopfschmerzen und Migräne hilft. Hier muss allerdings die Menge stimmen, denn in höherer Dosierung kann Waldmeister auch Kopfschmerzen verursachen.

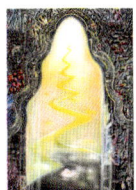

Rauchzeichen/Duftbotschaft

Ein süßlich grüner Aromateppich lädt ein, sich lebensfroh auf eine Reise einzulassen, deren Ziel man nicht genau kennt. Ein Versprechen von Leichtigkeit und Harmonie lässt jedoch nur Gutes erahnen.

TOR DER INSPIRATION

„Lass dich im Vertrauen auf das Leben tragen."

Weidenrinde

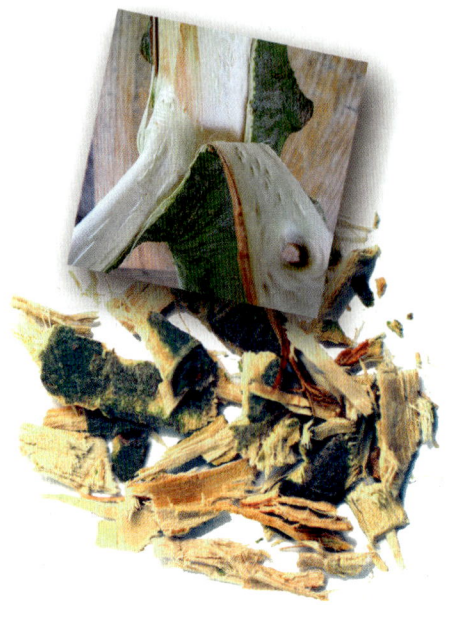

Mythos und Magie

Wir betrachten einen Baum, der in der germanischen Mythologie Idun, Göttin der Jugend und Unsterblichkeit, zugeordnet wird. Ihm entspricht also ein höheres Wissen um Leben und Tod. Aber auch die dem Licht zugeordnete Göttin Brigid wird im keltischen Übergangsritus zwischen Winter und Frühling mit der früh blühenden Weide verbunden.

Die Weide hilft uns, auf der Schwelle zwischen den Welten Tritt zu fassen.

Seit Urzeiten kennt man die Weidenrute als „magisches Reis". Von diesem Wächter zwischen der Ober- und Unterwelt fühlen sich auch die Wesen aus dem Zwischenreich wie Kobolde, Elfen und Feen sehr angezogen. Man praktizierte Übertragungszauber mit Gicht- und Rheumaschmerzen auf die Weide. Sie ist sehr empfänglich und nimmt Schmerz und Leid auf sich.

Anlässe

Beltane fällt in die Mitte des keltischen Weidenmonats (April- bis Mai-Vollmond). Dies ist ein guter Zeitpunkt, um die Rinde zu räuchern. Die Weide ist ein kalter Baum, den man auch als Dämpfer der Lust (Anaphrodisiak) verwendet hat. Die Rinde vom Holz zu ziehen, ist hingegen ein fast schon erotisches Gefühl. Offensichtlich geht es um die Spannung und den Kontakt zwischen den Polen im Lebensprozess. Das macht Weidenrinde als Räuchermittel ebenso für die Raunächte geeignet.

Elementare Signaturen

Ein ausgeprägtes Merkmal der Weide ist die Fähigkeit, aus jedem abgeschnittenen Stück – in den Erdboden gesteckt – sofort wieder junges frisches Grün auszutreiben. Aus uralten, umgestürzten oder abgebrochenen Stämmen, die zum Teil schon verrottet anmuten, schießen unaufhaltsam, vom Element Feuer angetrieben, wieder jungfräuliche Triebe. Eine weiche, biegsame, sich den Gegebenheiten anpassende, aber dennoch höchst vitale Körperlichkeit ist ihr zueigen. Das dem Mond verwandte, dem Wässrigen entsprechende Wesen der Weide offenbart sich auch darin, dass sie sich mit Vorliebe in der Nähe von Gewässern ansiedelt. Die weißlich anmutenden, feinsilbrig behaarten Blattunterseiten haben ihr auch den Namen „Silberweide" eingetragen. Sie sind ein weiteres Symbol für ihren mit dem Mond korrespondierenden Charakter, der auf Resonanzfähigkeit und emotionalseelische Aktivität in ihrer Wirkung hinweist.

Ein melancholischer Ausdruck strömt von diesem Baum aus. Die Elemente Feuer und Wasser ringen in dieser Pflanze. Es gibt männliche und weibliche Bäume (zweihäusig), die mit ihrem süßen Duft die Insektenwelt anlocken und sich mit deren Hilfe vereinigen.

Laut Edward Bach ist „Willow" ein Mahner, der Selbstverantwortung fordert. Trauer, Tod und Trennung gilt es um der Existenz willen anzunehmen, ohne sich als Opfer der Umstände zu sehen.

Rauchzeichen/Duftbotschaft

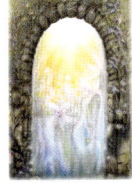

Weidenrinde nimmt mit zarter Süße kühlenden Einfluss auf heiße Prozesse. Sie bringt aufgestaute Gefühle zum Fließen und schmerzhafte, seelische Blockaden dürfen sich lösen.

TOR DER WERTE

„Treibe mit dem Strom
und nimm dich an, wie du bist."

Wermut

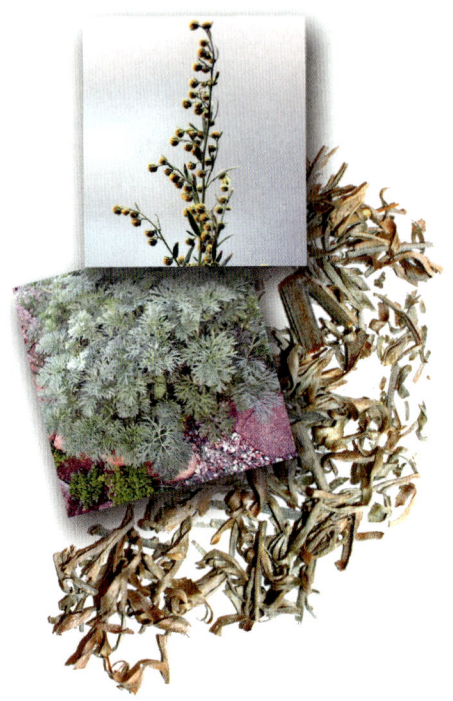

Mythos und Magie

Als ein Mitglied der Artemisia-Familie gilt auch hier der Bezug zur antiken Göttin Artemis (Diana). Seit über dreitausend Jahren ist der Wermut den Menschen bekannt, wie alte Papyrus-Dokumente belegen. Auch die Kelten nutzten ihn und für die Ärzte des Altertums galt er als Allheilmittel. Hildegard von Bingen lobte den Wermut als „Meister über alle Erschöpfungen". Man nahm ihn zur Herstellung von Absinth. Die Tatsache, dass Absinth-Missbrauch Abhängigkeit und Wahnvorstellungen auslöste, wurde auf das im Wermut enthaltene neurotoxische Thujon zurückgeführt. In der Volksmedizin fand er auch Verwendung als Abtreibungsmittel und zur Geburtseinleitung. Die Pflanze wurde auch als Abwehrzauber geräuchert.

Anlässe

Wenn es gilt, einen positiven Ausblick gerade dann zu bewirken, wenn die realen Chancen eher niedrig liegen, sollte man Wermut räuchern. Er verschafft die beste innere Voraussetzung für eine Verwirklichung. Das macht ihn auch zu einem geeigneten Räuchermittel für Samhain und die Raunächte.

Elementare Signaturen

Wermutkraut siedelt sich auf trockenen, kargen und steinigen Böden an. Es sucht sich seinen Platz und mag nicht gern beschnitten werden. Die ganze Pflanze riecht aromatisch. Die weichen Blätter sind hellgrau-grünlich und filzig behaart. Sie spiegeln das Wässrige und den Mond wider. Die Grenzen verschwimmen. Die Stängel sind längs gerillt, was auf Merkur hinweist. Die extreme Bitterkeit deutet auf das vorherrschende Sulfurprinzip (Umwandlung) hin. Als Gallemittel zeigt sich auch Mars im Spiel. Diese Pflanze aktiviert in starkem Maße den Stoffwechsel, indem sie Magen und Galle anregt. Wermut scheint mit seinen unauffälligen Blütenrispen eher nach innen als nach außen zu blühen. Die winzigen Blütenköpfe erscheinen wie in Trauer zum Boden geneigt, als ob Gefühle in sich selbst gefangen bleiben und nicht mit dem Leben in eine Wechselwirkung treten können.

Wenn Menschen desinteressiert und teilnahmslos sind, geht dies oft mit schwacher Verdauung einher. Wermut verbindet die Körperreaktion mit der Gefühlswelt. Sein starker, aromatischer Duft nimmt heilsamen Einfluss auf Depressionen. Das Bittere wirkt über die Verdauung den Erschöpfungszuständen entgegen.

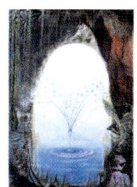

Rauchzeichen/Duftbotschaft

Ein motivierender und anregender Bilderfluss überschwemmt das innere Auge und lädt dazu ein, etwas zu fühlen, was in der Folge neue Kräfte generiert.

TOR DER KREATIVITÄT

„Lass dich von den Widerständen nicht unterkriegen."

Wildrose

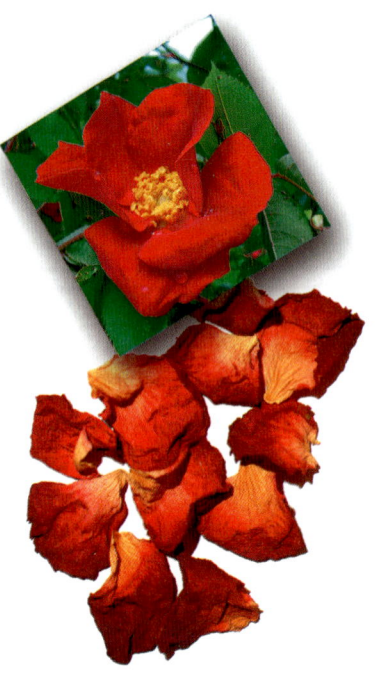

Mythos und Magie

Dass die Rose Dir zum Beispiel werde!

Sonne, Tau und süßen Wind von Osten,

Allen Glanze und alles Glück der Erde

Weiß sie frei und unbesorgt zu kosten.

Des Propheten Weisheit braucht sie nicht:

Denn sie lebt ja so, wie jener spricht.

– (Aus den persischen „Liedern des Hafis")

In den orientalischen Ländern gilt die Rose seit Menschengedenken als „Mutter der Düfte". Für die Alchemisten war sie die Blüte der essenziellen Transformation. Der kleine Prinz von Saint-Exupéry entdeckte letztlich mit den Augen des Herzens das Geheimnis seiner Rose.

Das innere Kind wird durch die elfenhafte, luftig-leichte Süße der Wildrose berührt. Unsere Märchen sind voll von der Symbolik der Rose und die Begriffe „Rose" und „Liebe" sind in der Kultur des Menschen untrennbar miteinander verbunden.

Anlässe

Rosenblätter sind immer dann einer Räucherung hinzuzufügen, wenn das Ziel in einer seelischen Harmonisierung liegt.

Das Licht der Liebe kann mit ihrer Hilfe im Herzen entzündet werden. Dies ist an den Wendepunkten der Sonne im Sommer und Winter, aber auch zu Mabon angezeigt. Allein sind Rosenblüten nur auf dem Räuchersieb befriedigend zu räuchern, da die Verbrennung viel langsamer vonstatten geht als auf Kohleglut.

Elementare Signaturen

In der Rose wirkt die Venus im süßen Duft und der lieblichen Anmut der Blüten ebenso wie Mars in den äußerst wehrhaften Dornen. Darin zeigt sich die harmonisierende Kraft zwischen den Polen. Rosenöl wird eingesetzt, um heiße Prozesse zu kühlen und bei Verletzungen lindernd einzuwirken. Bei Angstzuständen und stockendem Energiefluss führt die Rose den Prozess zur Lösung. Bekannt ist auch ihre aphrodisierende Kraft. Bei nervösen Zuständen, die Stress und Schlaflosigkeit zur Folge haben, wirkt der Duft beruhigend und entspannend. Er schickt Impulse in unser Hormonsystem, die ausgleichend wirken. Wenn wir üben wollen, uns selbst anzunehmen und unsere Vorurteile fallen zu lassen, dann kann die Räucherung von Rosenblüten dies unterstützen. Öffnung und liebevoller Kontakt kann dadurch entstehen. Die Rosenblüte bringt zarte, blumige Sinnlichkeit in die aromatische Mischung hinein und wirkt erlösend bei Verletzungen auf der Herzensebene.

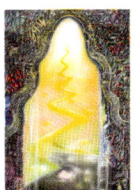

Rauchzeichen/Duftbotschaft

Ein Hauch von Wärme und milder Gutherzigkeit lässt allen Zwist und Zorn vergessen und hilft eine reine und wohlwollende Haltung einzunehmen, die beste Voraussetzungen für einen neuen Zyklus schafft.

TOR DER INSPIRATION

„Verstehe und verzeihe."

Register

80   *Bergbohnenkraut*

    Satureja montana Lippenblütler/Lamiaceae
    Synonym: Winter-Bohnenkraut.

82   *Bilsenkraut*

    Hyoscyamus niger Nachtschattengewächse/Solanaceae
    Synonyme: Pilsenkraut, Jakobsleiter, Rauchkraut, Wilder
    Tabak, Zahnwehkraut, Schlafkraut, Gichtkraut, Tollkraut,
    Apollonienkraut, Rasewurzel, Zigeunerkraut, Dolldill,
    Becherkraut.

84   *Birkenrinde*

    Betula pendula Birkengewächse/Betulaceae
    Synonyme: Hängebirke, Harzbirke, Maibirke, Moorbirke,
    Rauchbirke, Warzenbirke.

86   *Brunnenkresse*

    Nasturtium officinale Kreuzblütler/Brassicaceae
    Synonyme: Bornkresse, Wasserkresse, Bittersalat.

88   *Dost*

    Origanum vulgare Lippenblütler/Lamiaceae
    Synonyme: Dosten, Wilder Dost, Wilder Majoran, Oregano,
    Dorant, Mutterkraut, Gemude, Wohlgemut.

90   *Eberraute*

    Artemisia abrotanum Korbblütler/Asteraceae
    Synonyme: Pastorenkraut, Stabwurz, Eberreis, Abraute,
    Aberraute, Zarter Beifuß.

92   *Eibe*

    Taxus baccata Eibengewächse/Taxaceae
    Synonyme: Europäische Eibe, Gemeine Eibe, Ibe, Kantelbaum.

108 *Hainbuche*
Carpinus betulus Birkengewächse/Betulaceae
Synonyme: Hagebuche, Eisenbaum, Weißbuche, Hornbaum
(Hornbeam).

110 *Holunder*
Sambucus nigra Moschuskrautgewächse/Adoxaceae (früher
Geißblattgewächse/Caprifoliaceae)
Synonyme: Holder, Holler, Elderbaum, Eller, Backholer,
Marterblumen, Schwitztee.

112 *Immergrün*
Vinca minor Hundsgiftgewächse/Apocynaceae
Synonyme: Sinngrün, Wintergrün, Ewiggrün.

114 *Iriswurzel*
Iris germanica, pallida Schwertliliengewächse/Iridaceae
Synonyme: Deutsche Schwertlilie, Bartiris, Veilchenwurzel.

116 *Johanniskraut*
Hypericum perforatum Hartheugewächse/Guttiferae
Synonyme: Sonnwendkraut, Mannskraft, Conradskraut,
Hexenkraut, Herrgottsblut, Maria Bettstroh, Teufelsflucht,
Elfenblut, Frauenkraut, Tausendlochkraut.

118 *Jungfer im Grünen*
Nigella damascena Hahnenfussgewächse/Ranunculaceae
Synonyme: Damaszener-Kümmel, Jungfer-im-Grünen,
Gretel-im-Busch, Braut-in-Haaren, Gretl-in-der-Stauden,
Venushaarige, Garten-Schwarzkümmel.

134 *Lindenblüten*

    Tilia platyphyllos Malvengewächse/Malvaceae
    Synonyme: Sommer-Linde, Großblättrige Linde.

136 *Mädesüß*

    Filipendula ulmaria Rosengewächse/Rosaceae
    Synonyme: Rüsterstaude, Spierstaude, Wiesengeißbart, Wiesenkönigin, Moorspierstaude, Wilder Flieder, Bärmutterkraut, Bocksbart, Metkraut, Immenkraut, Rehstauden, Falscher Holler, Bachholde.

138 *Mammutbaum*

    Sequoiadendron giganteum Zypressengewächse/Cupressaceae
    Synonyme: Sierra Redwood, Wellingtonia, Berg-Mammutbaum.

140 *Mariengras*

    Hierochloe odorata Süßgräser/Poaceae
    Synonyme: Süßgras, Sweetgrass, Büffelgras, Vanillegras, Wohlriechendes Mariengras; ähnl. Ruchgras/Alpenruchgras (Anthoxantum odoratum).

142 *Melisse*

    Melissa officinalis Lippenblütler/Lamiaceae
    Synonyme: Zitronenmelisse, Bienenkraut, Honigblatt, Herztrost, Frauenwohl, Mutterkraut.

144 *Mistel*

    Viscum album Sandelholzgewächse/Santalaceae
    Synonyme: Drudenfuß, Hexenbesen, Teufelssaat, Alpranke, Krähennest, Vogelleim, Marentaken.

Der Autor

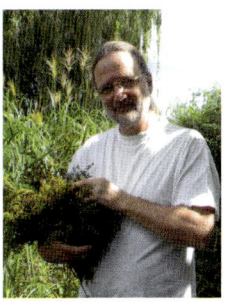

Thomas Kinkele arbeitet seit mehr als dreißig Jahren mit dem Wesen der Pflanze. Damit hat er auch seine existenzielle Basis im Rahmen der flora perpetua geschaffen. In der Produktpalette und -konzeption, deren Hauptaugenmerk seit jeher den Themen Schönheit und Kraft der Natur gilt, setzte er erfolgreich den Schwerpunkt im Räucher- und Duftbereich.

Geleitet vom Ausdruck, d. h. den Signaturen im äußeren Erscheinungsbild einerseits, und den den Pflanzen innewohnenden Kräften andererseits, begann er schon früh, auch die feinstofflichen Bereiche der Pflanzenwelt zu erforschen. Dies fand auf der Grundlage eines langjährigen schamanisch-spirituellen Weges in Verbindung mit dem Studium der Aromatologie und Osmologie (Lehre vom Riechen) statt und mündete in seine Tätigkeit als Autor und Lehrer für die geistig-seelischen Aspekte, die im Duft einer Pflanze zum Ausdruck kommen. In diesem Zusammenhang wurde auch der Selbsterfahrungsweg über neun Pflanzentore (Ennearom-System) von ihm begründet.

Thomas Kinkele lebt und lehrt auf seinem Krafthof in Tremsbüttel, nahe Hamburg. In seinem zauberhaften Garten schafft er mit vielen besonderen Gewächsen eine wesenhafte Atmosphäre, die jeden Besucher tief berührt. Information über Seminare und Ausbildung sind unter www.floraperpetua.de zu finden.

Für einen Einblick in das Ennearom-System: www.ennearom.de

Thomas Kinkele
Dorfplatz 2
D-22967 Tremsbüttel
Tel.: 04532-27100
E-Mail: info@floraperpetua.de

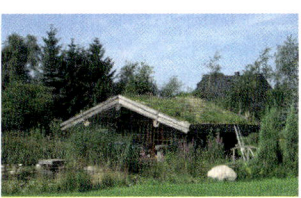

Literaturverzeichnis

Bader, Marlis: *Räuchern mit heimischen Kräutern,* Kösel, München 2003

Blome, Götz: *Das neue Bach-Blüten-Buch,* VAK, Freiburg 2004

Blome, Götz: *Mit Blumen heilen,* Bauer, Freiburg 1985

Carr-Gomm, Philip u. Stephanie: *Das keltische Pflanzenorakel,* Aurum, Bielefeld 2007

De Las Heras, Brigitta: *Die Reise durch den Jahreskreis,* Schirner, Darmstadt 2006

Fischer-Rizzi, Susanne: *Blätter von Bäumen,* Hugendubel, München 1994

Fischer-Rizzi, Susanne: *Medizin der Erde,* Hugendubel, München 1995

Henglein, Martin: *Die heilende Kraft der Wohlgerüche und Essenzen,* Schöneberger, München 1985

Kaiser, Martina: *Der Jahreskreis,* Aurum, Bielefeld 2005

Kalbermatten, R. u. H.: *Pflanzliche Urtinkturen,* AT-Verlag, Aarau 2005

Kalbermatten, Roger: *Wesen und Signatur der Heilpflanzen,* AT-Verlag, Aarau 2002

Kinkele, Thomas: *Räucherstoffe und Räucherrituale,* Windpferd, Aitrang 2001

Krumm-Heller, Arnold: *Magie der Duftstoffe,* Schikowski, Berlin 1955

Manitonquat: *Medicine Story, Return to Creation,* Bear Tribe Publishing 1991

O'Donohue, J.: *Anam Cara – Das Buch der keltischen Weisheit,* dtv, München 1997

Rätsch, Christian: *Enzyklopädie der psychoaktiven Pflanzen,* AT-Verlag, Aarau 1998

Rippe, O.; Madejsky, M.; Aman, M.; Ochsner, P.: *Paracelsusmedizin,* AT-Verlag, Aarau 2001

Rippe, O.; Madejsky, M.: *Die Kräuterkunde des Paracelsus,* AT-Verlag, Aarau 2006

Scheffer, M.; Storl, W.-D.: *Die Seelenpflanzen des Edward Bach,* Hugendubel, München 2007

Schultes, R. E.; Hofmann, A.: *Pflanzen der Götter,* Hallwag, Bern 1980

Storl, Wolf-Dieter: *Pflanzen der Kelten,* AT-Verlag, Aarau 2000

Storl, Wolf-Dieter: *Pflanzendevas,* AT-Verlag, Aarau 1997

Storl, Wolf-Dieter: *Von Heilkräutern und Pflanzengottheiten,* Aurum, Bielefeld 2007

Strassmann, Renato: *Baumheilkunde,* AT-Verlag, Aarau 1994

Wood, Matthew: *The Book of Herbal Wisdom,* North Atlantic Books, Berkeley 1997

Weitere Titel von Thomas Kinkele

Räucherstoffe und Räucherrituale

Das Handbuch für die Räucherpraxis und kraftvolle Rituale mit 99 detailliert beschriebenen duftenden Pflanzenbotschaften.

Beim Verräuchern der hier beschriebenen aromatischen Pflanzensubstanzen stehen spirituelle ebenso wie „zauberhafte" Zeremonien im Mittelpunkt. Wenn sich der Rauch entfaltet, scheint die Zeit stehenzubleiben, so intensiv wirkt der Moment unmittelbarer Dufterfahrung. Feuer, Transformationsquelle und vielbenutztes Symbol für jegliche Art von Hinüberschreiten in neue Wahrnehmungsdimensionen, als essentieller Energiefreisetzer für die in Materie eingeschlossenen und zugleich unter seiner Kraft nicht dort verweilen könnenden sinnesbetörenden Duftbotschaften. So wie es himmlische Boten gibt, die ihre Schwingungen zur Erde schicken, entsenden auch die Pflanzen aus dem Königreich der Natur ihre duftenden Botschaften zu den höheren Welten. Zu jeder einzelnen Pflanzenbeschreibung gehört die Beschreibung ihrer Duftbotschaft ebenso wie ein praktischer Räucherhinweis.

182 Seiten · ISBN 978-3-89385-372-4

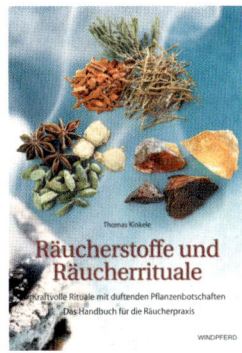

Die Pflanzenhelfer
Geheimnisvolle Inspiration aus dem Pflanzenreich

Der erfahrene Duftschamane Thomas Kinkele erspürt meisterhaft die enorme Kraft der Pflanzen, die sich durch ihren Duft offenbart. In Zusammenarbeit mit der Künstlerin Petra Arndt erhielten diese Wesen verspielte, knorrige, zarte und vielsagende Gesichter, so dass wir mit ihnen und sie mit uns auf zauberhafte Weise kommunizieren können.
Die Pflanzenhelfer sind ein inspirierendes und wirksames Werkzeug zur individuellen Selbsterfahrung und zur entspannten Begegnung in der Gruppe. Was sich in Begegnungen mit der Energie der Natur ereignen kann, zeigen die Erfahrungen mit den Pflanzenhelfern, um die diese Neuausgabe erweitert ist. Darüber hinaus vermittelt das umfangreiche Handbuch eine Menge Pflanzenwissen über Düfte und Räucherstoffe.

Karten-Set: Buch 326 Seiten + 72 Karten · ISBN 978-3-89385-573-5

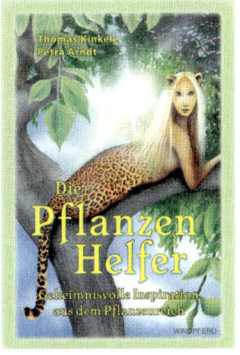

Psychologie des Räucherns
Die starke Wirkung subtiler Düfte

„Räuchern hilft, in sich selbst zu Hause zu sein", sagt Thomas Kinkele als Experte für einen schamanisch-psychologischen Erfahrungsansatz im Umgang mit Räucherpflanzen. Zum Studium von Pflanzenbotschaften bieten Duftprofile einen äußerst hilfreichen Zugang, um subtile Duftwirkungen zu erschließen. Denn Räucherstoffe sind energetische Nahrung für die Sinne und wirken tief in die Psyche hinein.
Grundlage der Psychologie des Räucherns sind sinnlich wahrnehmbare Erfahrungen. Thomas Kinkele arbeitet mit einem aromatologischen Konzept von neun dominanten Grundstrategien der Persönlichkeit. Dieses Handbuch bietet zudem eine Fülle von praktischen Tipps für die Räucherpraxis: Es enthält einen Testbogen, Persönlichkeitsprofile nach dem Enneagramm und Pflanzen-Charts.

268 Seiten · ISBN 978-3-89385-623-7

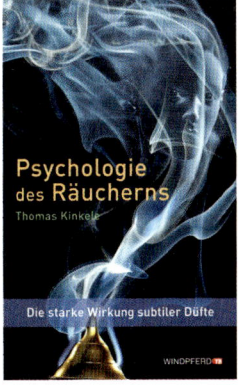

www.windpferd.de